GATTEN!

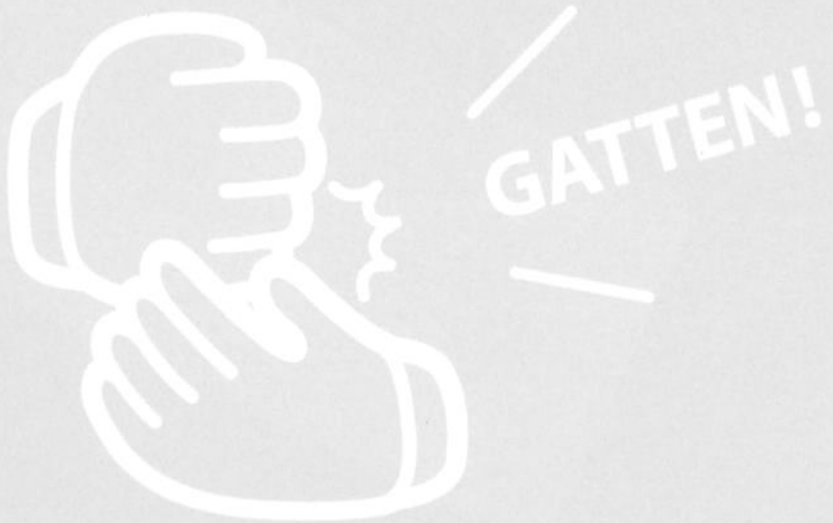

GATTEN!

introduction

はじめに

あなたは健康診断で「高血糖」と指摘されたことはありませんか？あるいは、健康診断で血糖値が高くて“糖尿病予備群”と宣告されたのに、そのまま放置してしまっているとか、病院に通い始めたのに途中で行かなくなってしまっていたりとか……。

平成30年の国民健康・栄養調査によると、糖尿病患者数は予備群を含めて約2000万人おり、その数字は、成人の４人に１人に相当するそうです。まさに“国民病”ともいえますね。

この本を手にとったアナタならば、うすうすはおわかりのとおり、じつは、糖尿病はかなり怖い病気です。放っておくと、足の切断、失明、人工透析などに至ることもあります。さらに最近の研究では、がんや認知症など、さまざまな深刻な病気を引き起こすこともわかってきました。

それを回避するためには、何よりもまず“放置しない”ことが大切です。本書では、NHKの人気番組「ガッテン！」の制作に協力された第一線の専門家の方々にあらためて監修協力を依頼。番組で放送されて話題になった“新常識”やお役立ちの“改善ワザ”を厳選しました。さらに、専門家という立場からお伝えしたいワザを追加でうかがい、ついつい“放置したくなる気持ち”にサヨナラできる本をめざしました。

まだ大丈夫です。気づいた今が、チャンスなのです。

主婦と生活社
雑誌『NHKガッテン！』編集班

※本書は、日本人の糖尿病の90％を占めるといわれる「２型糖尿病」の予防・改善法について紹介しています。

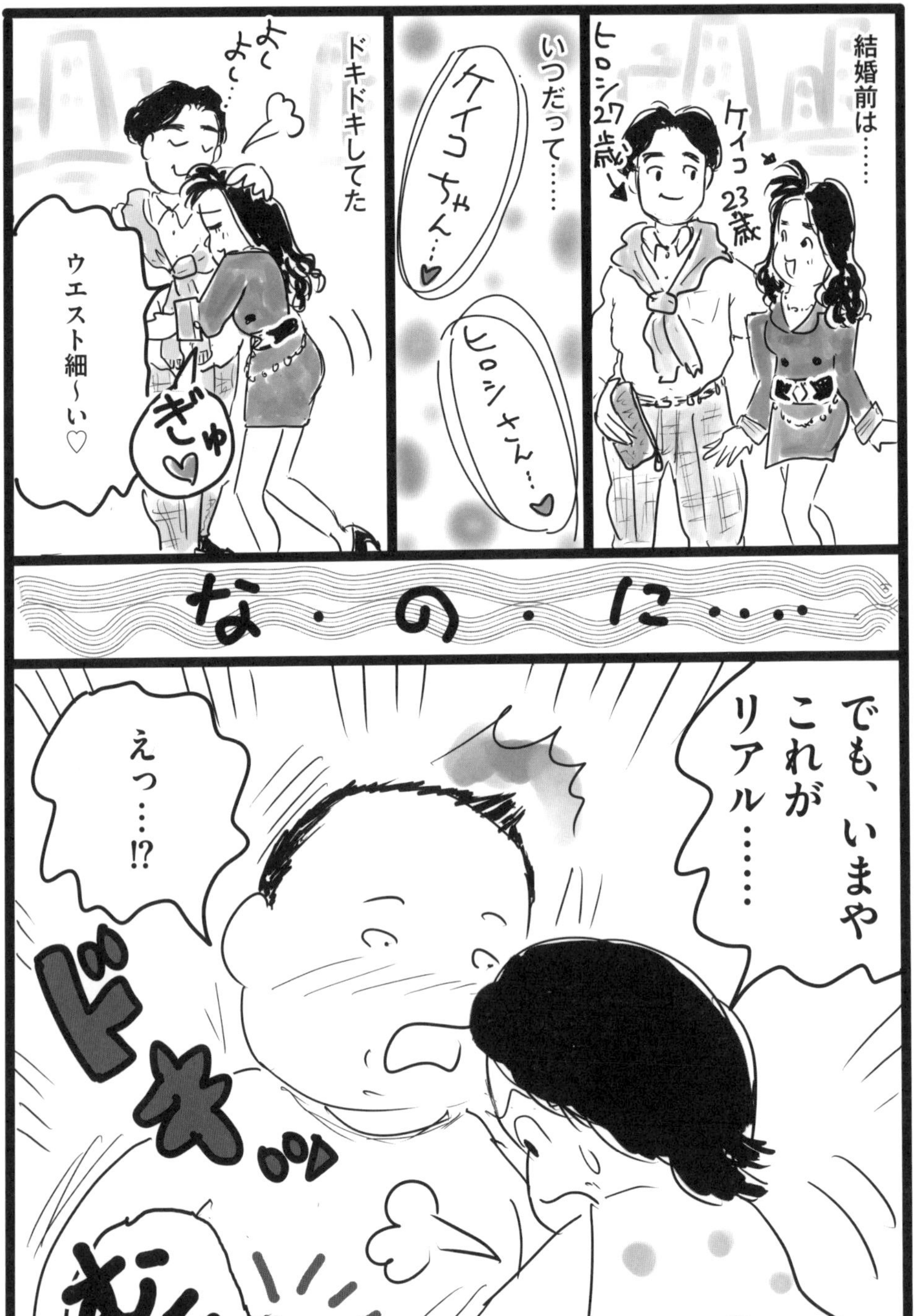
結婚前は……
ケイコ23歳
ヒロシ27歳
いつだって……
ケイコちゃん…♥
ヒロシさん…♥
ドキドキしてた
よしよし…
ウエスト細～い♡
ぎゅ♥
な・の・に…
でも、いまや
これが
リアル……
えっ…!?
ドキッ
むにっ

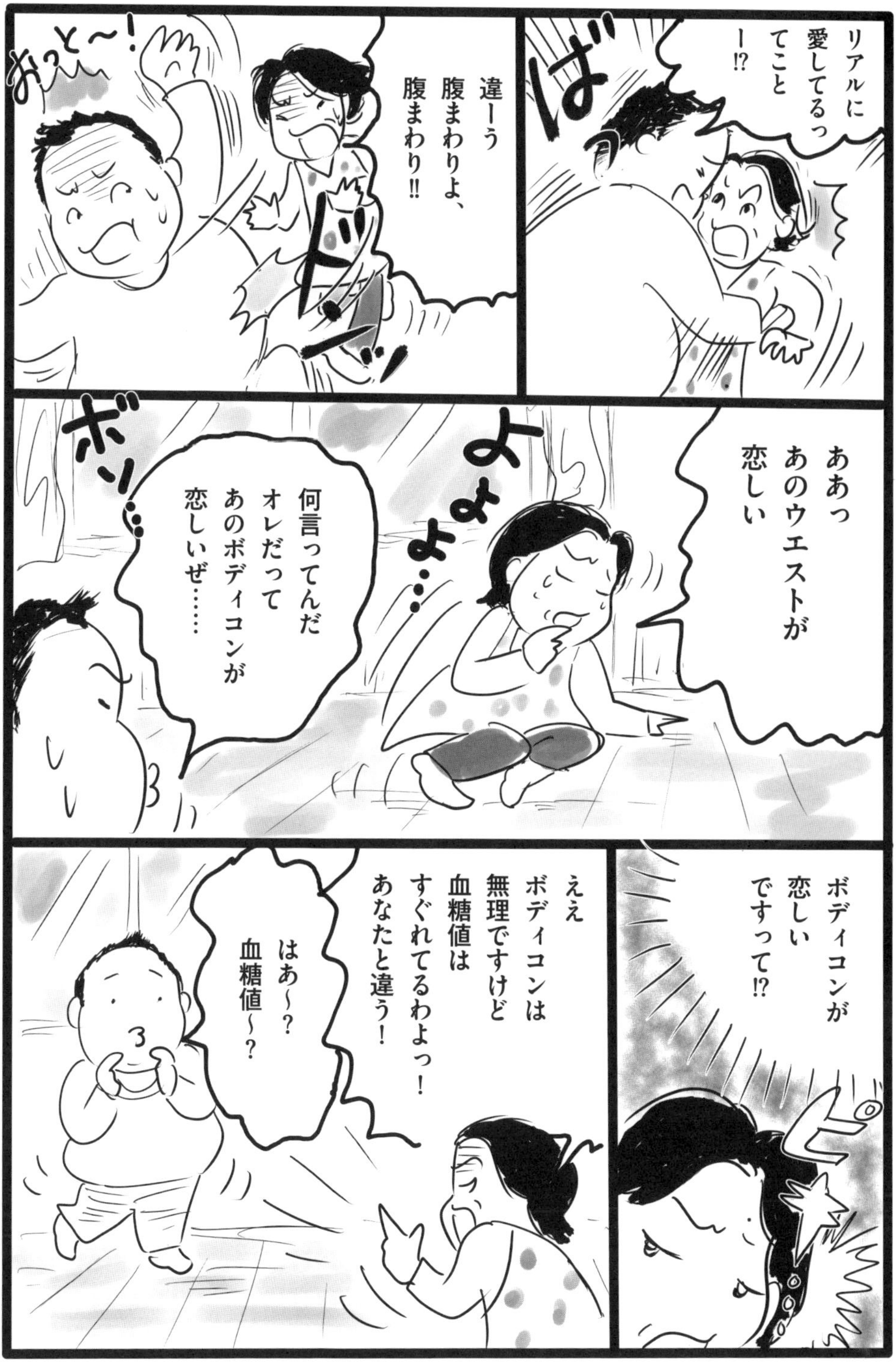

リアルに愛してるってことー!?
ば
違ーう
腹まわりよ、
腹まわり!!
おっと〜!
ああっ
あのウエストが
恋しい
よよよ…
ボソ…
何言ってんだ
オレだって
あのボディコンが
恋しいぜ……
ボディコンが
恋しい
ですって!?
ええ
ボディコンは
無理ですけど
血糖値は
すぐれてるわよっ!
あなたと違う!
はあ〜?
血糖値〜?

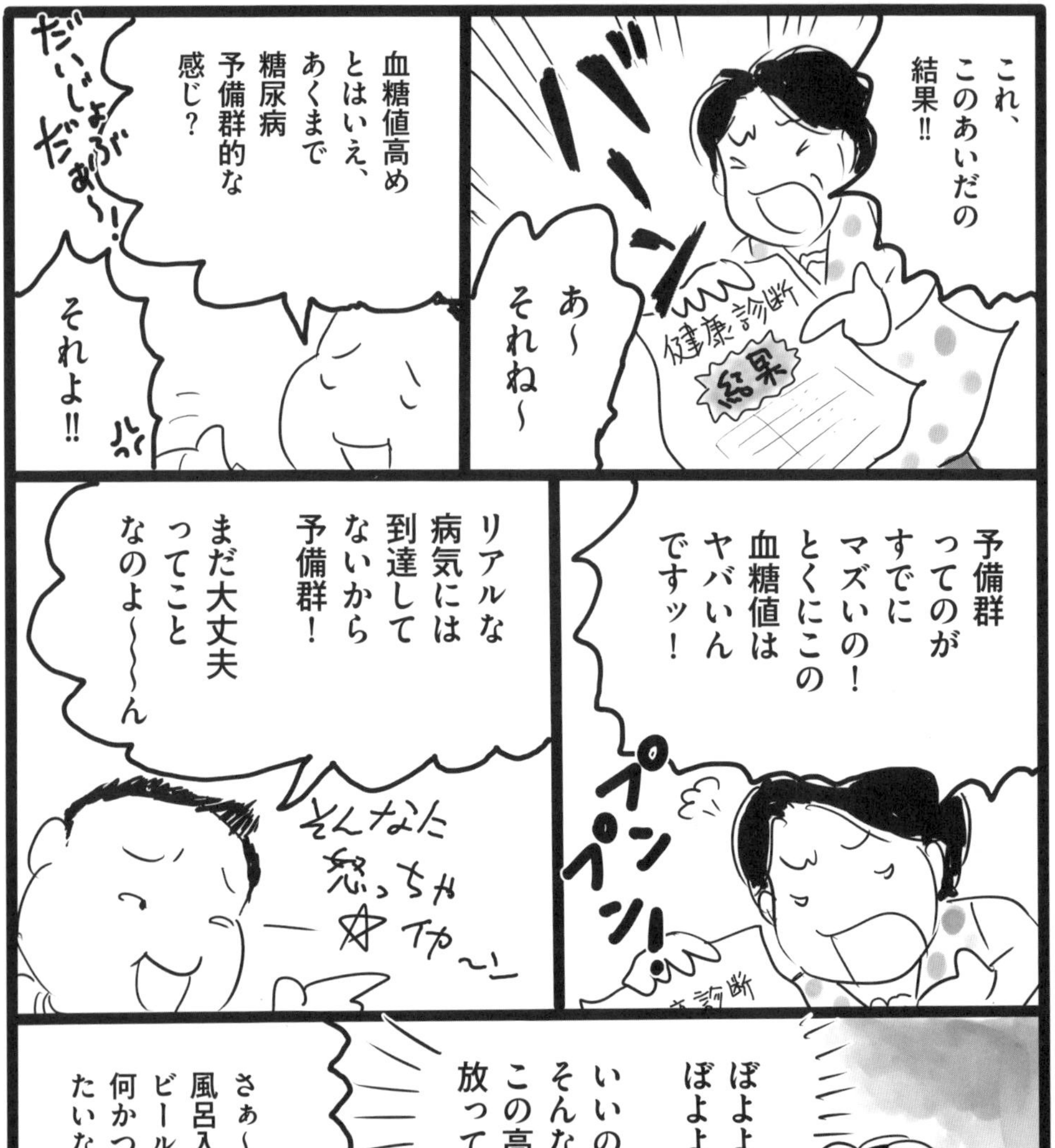
これ、このあいだの結果!!
バン
健康診断
結果
あ〜それね〜
血糖値高めとはいえ、あくまで糖尿病予備群的な感じ?
だいじょぶだぁ〜!!
それよ!!
予備群ってのがすでにマズいの!とくにこの血糖値はヤバいんですッ!
プンプン!
リアルな病気には到達してないから予備群!まだ大丈夫ってことなのよ〜〜〜ん
そんなに怒っちゃ☆イヤ〜ン
ぼよよん体形のぼよよんライフ……
いいの?そんな態度でこの高血糖を放っておいて……
さぁ〜て!風呂入ってビールと何かつまみたいなー!!

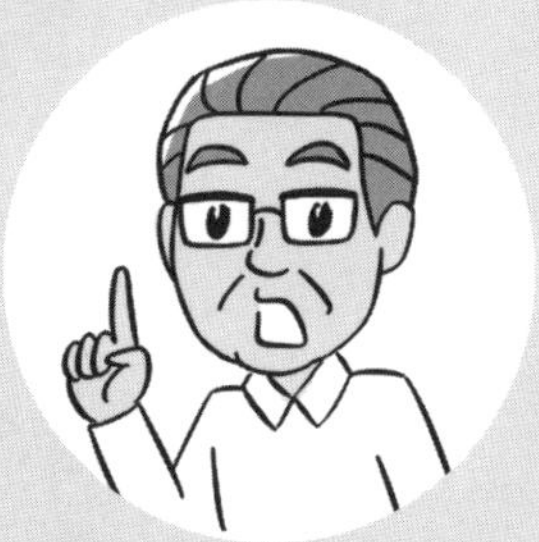

マンガのご主人、ヒロシの行動に「ドキッ！」とした人もいるのでは？

シロノスケ

勉強熱心で、糖尿病のことにも関心が。不摂生しがちなクロノスケが糖尿病になってしまわないか、心配している。

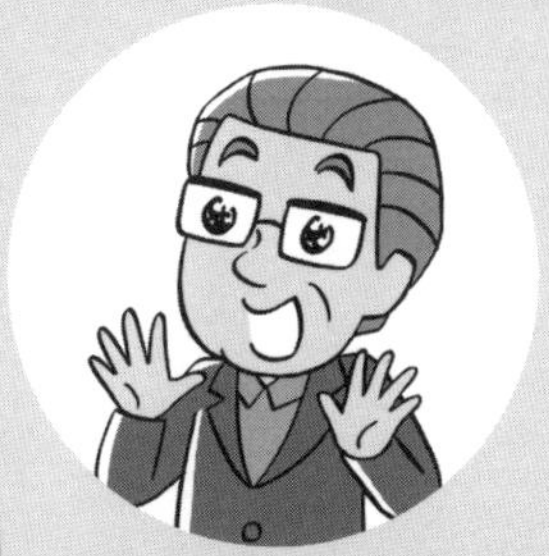

そのような人には、ぜひ読んでほしい！

クロノスケ

ときどき血液検査で怪しい判定が出るが、「ま、いいか～」と放置している。おおらかな性格が玉にキズ。

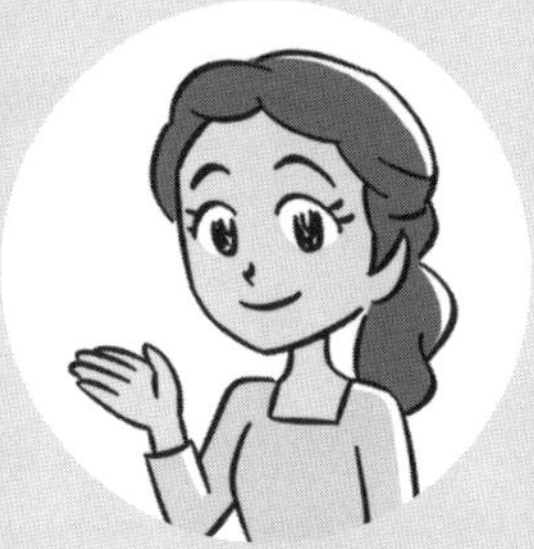

まずは、糖尿病のことを正しく知ることが大切です

おのくん

何かと意見が分かれるキャラクターの2人を、科学の視点でサポート。

私たちが「血糖値コントロールのワザ」を紹介します！

NHKガッテン！

血糖値を下げる！

名医・専門家のアドバイス付き【最新】科学ワザ

もくじ

Part 2 食べ方を少し変えて血糖値を改善する

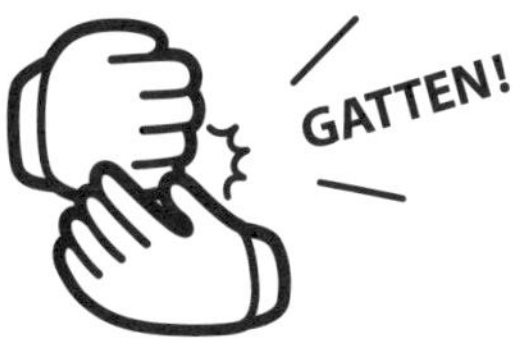

番組に出演された 専門家の皆さんに、あらためて 監修をお願いしました！

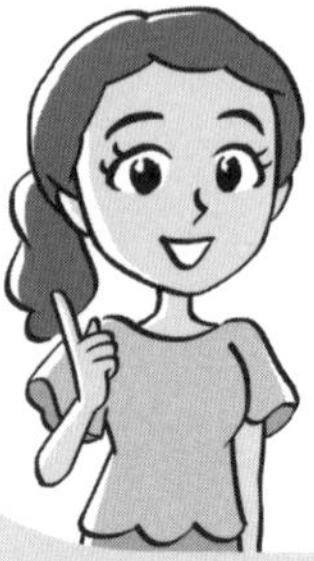

番組「ガッテン！」（旧「ためしてガッテン」）では、番組開始からこれまで15回以上も、糖尿病・血糖値を放送テーマにとり上げ、多くの専門家の方々にお役立ち情報を教えていただいてきました。本書では、その専門家の皆さんにあらためてご相談し、糖尿病・血糖値に悩む方々が知っておくべき情報を教えていただきました。

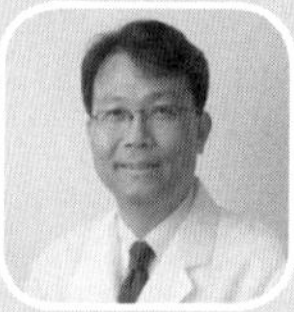

稲垣暢也さん

京都大学医学部附属病院糖尿病・内分泌・栄養内科教授。

「糖尿病の治療は生活習慣の改善が重要。一生続けられるものでなければ意味がない」をモットーに、糖尿病患者さんの診療を行う。糖尿病治療薬の経口薬やインクレチンの研究が高く評価されている。番組では「血糖値を下げたい人へ　効果最速の秘策SP」（2010年12月8日放送）に協力。

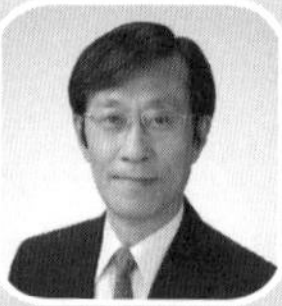

清原 裕さん

公益社団法人久山生活習慣病研究所代表理事。

福岡県久山町の町民の健診や病歴から、脳卒中や糖尿病などの生活習慣病を研究してきた「久山町研究」に従事。そこから、糖尿病患者は、脳卒中や心筋梗塞、がん、認知症などの発症リスクが患者でない人に比べて高いという研究成果を報告した。番組では「食べて糖尿病改善！ 医師も驚がく最新ワザ」（2015年6月10日放送）に協力。

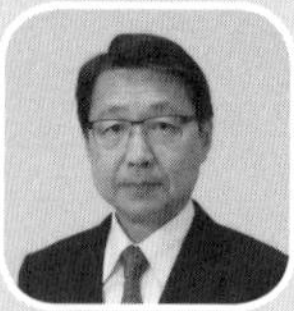

羽生春夫さん

東京医科大学病院副院長。

多くの認知症患者を診察しながら、早期診断や有効な治療法の開発、予防等の啓発に努める。「糖尿病性認知症」という新たな認知症病型を提唱する。

番組では「物忘れ＆認知症を予防！〝記憶物質〟大発見SP」（2018年5月23日放送）に協力。

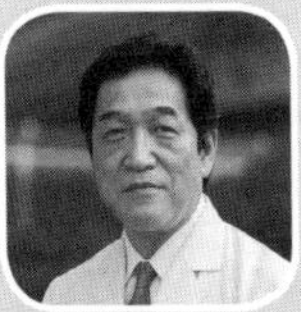

岡田洋右さん

産業医科大学医学部第１内科学診療教授。

血糖値スパイクと、動脈硬化等の合併症との関係を研究。「糖尿病の早期発見・治療のためには、健康診断を毎年受け、誘惑の多い現代を元気で生き抜くために、ちょっとした自分なりの努力を!」と提案。番組では「心臓ケア＆夜ぐっすりの新常識! 血糖値のカギは『間食』にアリ」（2018年12月12日放送）に協力。

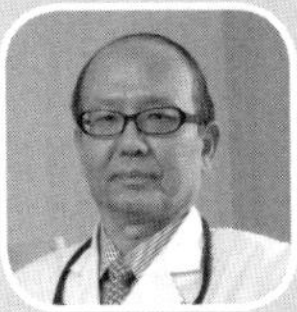

梶山静夫さん

医療法人社団啓政会梶山内科クリニック院長、京都府立医科大学客員講師、日本糖尿病学会功労学術評議員。

食べる順番による血糖値の変化に着目し、野菜から５分かけて食べる「野菜ファースト」という食べる順番療法を考案。簡単に実践でき、効果を得やすいと、高い評価を得ている。番組では「野菜ファースト・カット野菜・塩こうじ　食卓の革命児大集結SP」（2019年12月11日放送）に協力。

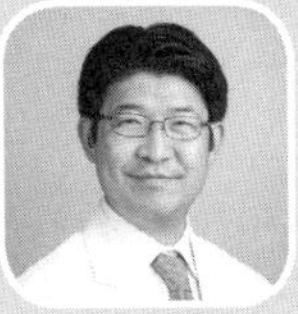

矢部大介さん

岐阜大学医学部附属病院糖尿病代謝内科教授。

糖尿病や脂質異常症、肥満症など代謝疾患の新たな治療法開発をめざす。とくに「インクレチン」と呼ばれるホルモンに注目し、食事療法や薬物療法に関する研究成果を発信。番組では「食べて糖尿病改善! 医師も驚がく最新ワザ」（2015年6月10日放送）に協力。

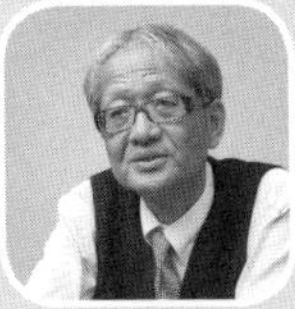

伊藤 裕さん

慶應義塾大学医学部腎臓内分泌代謝内科教授。

専門は高血圧、糖尿病血管合併症、再生医学、抗加齢医学。メタボと生活習慣病、心臓病、腎臓病、脳卒中の関連を明らかにした「メタボリックドミノ」を世界で初めて提唱。「メタボリックドミノ研究」の第一人者として、多くの人々の生活習慣病の軽減に貢献する。番組では「食べて糖尿病改善! 医師も驚がく最新ワザ」（2015年6月10日放送）に協力。

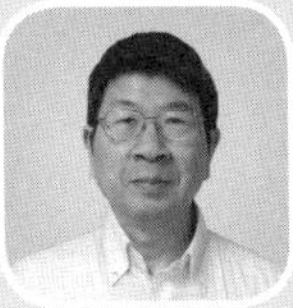

早川享志さん

岐阜大学名誉教授、名古屋女子大学短期大学部特任教授。

東京農業大学の栄養化学研究室在籍時に、おもに食物繊維の生理機能と脂質栄養についての研究の機会を得、現在まで食品栄養学での教育研究を続ける。腸の健康に高い効果を示す「レジスタントスターチ」研究の第一人者。

番組では「腸内パワーを引き出す新成分! あのネバネバ食材で便秘改善SP」（2020年1月15日放送）に協力。

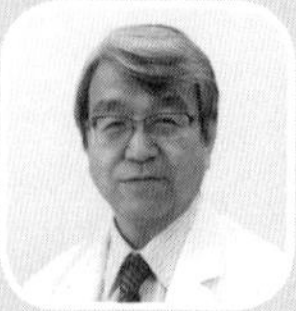

長谷部直幸さん

旭川医科大学内科学講座　循環・呼吸・神経病態内科学分野名誉教授。

循環器・呼吸器・脳神経内科・腎臓という、命に直結する内科を担う。とくに循環器領域では、救急医療の追求とともに心臓や血管にやさしい治療を追求。

番組では「心疾患＆糖尿病をダブルで予防！ すごさ再発見〝あの栄養素〟とは!?」(2019年9月4日放送)に協力し、マグネシウムを紹介。マグネシウムは、高血圧や糖尿病の予防と治療に役立つことを伝えた。

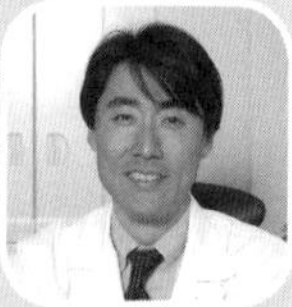

田村好史さん

順天堂大学国際教養学部　グローバルヘルスサービス領域教授。

中学・高校で短距離選手として活躍したことから、スポーツ医学、骨格筋代謝に興味を持ち、現在は、糖尿病を中心とした運動療法に専門的に取り組む。

番組では「最新情報！ 隠れ糖尿病　一発解決法」(2009年9月23日放送)に協力。

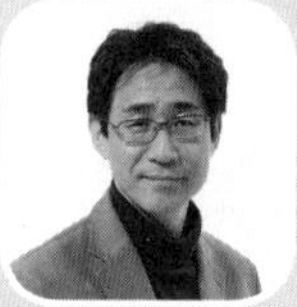

村永信吾さん

医療法人鉄蕉会亀田総合病院リハビリテーション事業管理部部長。理学療法士。

「大股できれいな歩きは、健康寿命を延ばす」をモットーに、ロコモティブシンドローム臨床判定テストの「立ち上がりテスト」「2ステップテスト」を開発。

番組では「糖尿病！ 日本人のための新常識」(2004年9月22日放送)に協力し、筋肉刺激がインスリン刺激と連動することを伝えた。

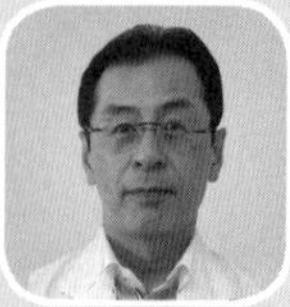

坂根直樹さん

独立行政法人国立病院機構京都医療センター予防医学研究室長。

糖尿病など生活習慣病の予防に関する介入研究を行い、日本人の体質や性格、タイプにあった糖尿病治療や予防のための施策を提案する。

番組では「血糖値がみるみる下がる！ 謎のポーズで体質改善SP」(2018年10月3日放送)に協力。

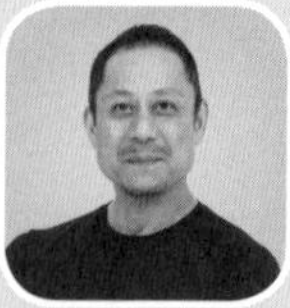

松井 浩さん

ヒューマンモア代表、健幸運動コーディネーター、NPO法人J-HOPE副理事長。

医療機関や自治体などで運動指導をしてきた経験から、独自のユニークな指導法を確立。糖尿病の運動療法やメタボ対策、介護予防などの講演会を全国各地で行う。「笑って、動いて、いのち大事に、もっと人間しましょう!」がモットー。

番組では「血糖値がみるみる下がる！ 謎のポーズで体質改善SP」(2018年10月3日放送)に協力。

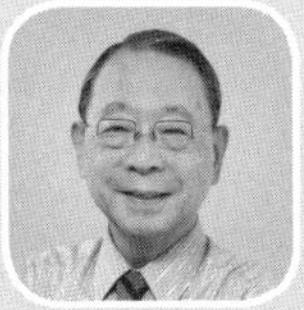

太田博明さん

川崎医科大学産婦人科学２特任教授、川崎医科大学総合医療センター産婦人科特任部長。

中高年女性の、更年期とそれ以降の健康の維持・増進を目指し、慶応義塾大学病院に中高年健康維持外来を創設した、女性医療の第一人者。「女性の生涯にわたるウェルエイジング」がライフワーク。番組では「脳を活性化！ 血糖値ダウン！ 新発見『骨ホルモン』SP」(2017年2月15日放送) に協力。

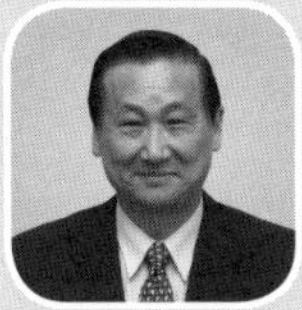

河盛隆造さん

順天堂大学名誉教授、順天堂大学大学院医学研究科 (文部科学省事業) スポートロジーセンターセンター長。

糖尿病研究の第一人者として、発症メカニズムの解明などに努め、その治療のあり方を研究。「〝糖尿病放置病〟にかかっていませんか?」と、治療しないで放置しないようにと、呼びかけている。番組では「外出自粛で血糖値が上がる!? 新型コロナ×糖尿病 最新情報SP」(2020年5月20日放送) などに協力。

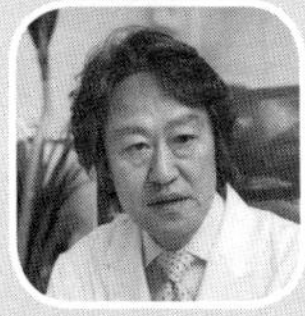

宮崎真至さん

日本大学歯学部保存学教室修復学講座教授。

歯の保存修復学のスペシャリストとして、最新の歯科治療の研究・教育に携わる。「口の中の二大疾患」といわれるう蝕と歯周病の予防のために、定期的な歯科受診の重要性を説く。

番組では「歯が抜ける！ 30代からの悪性虫歯＆入れ歯の新常識」(2015年2月11日放送) に協力。

※専門家の方々の紹介順は、本書登場順です。

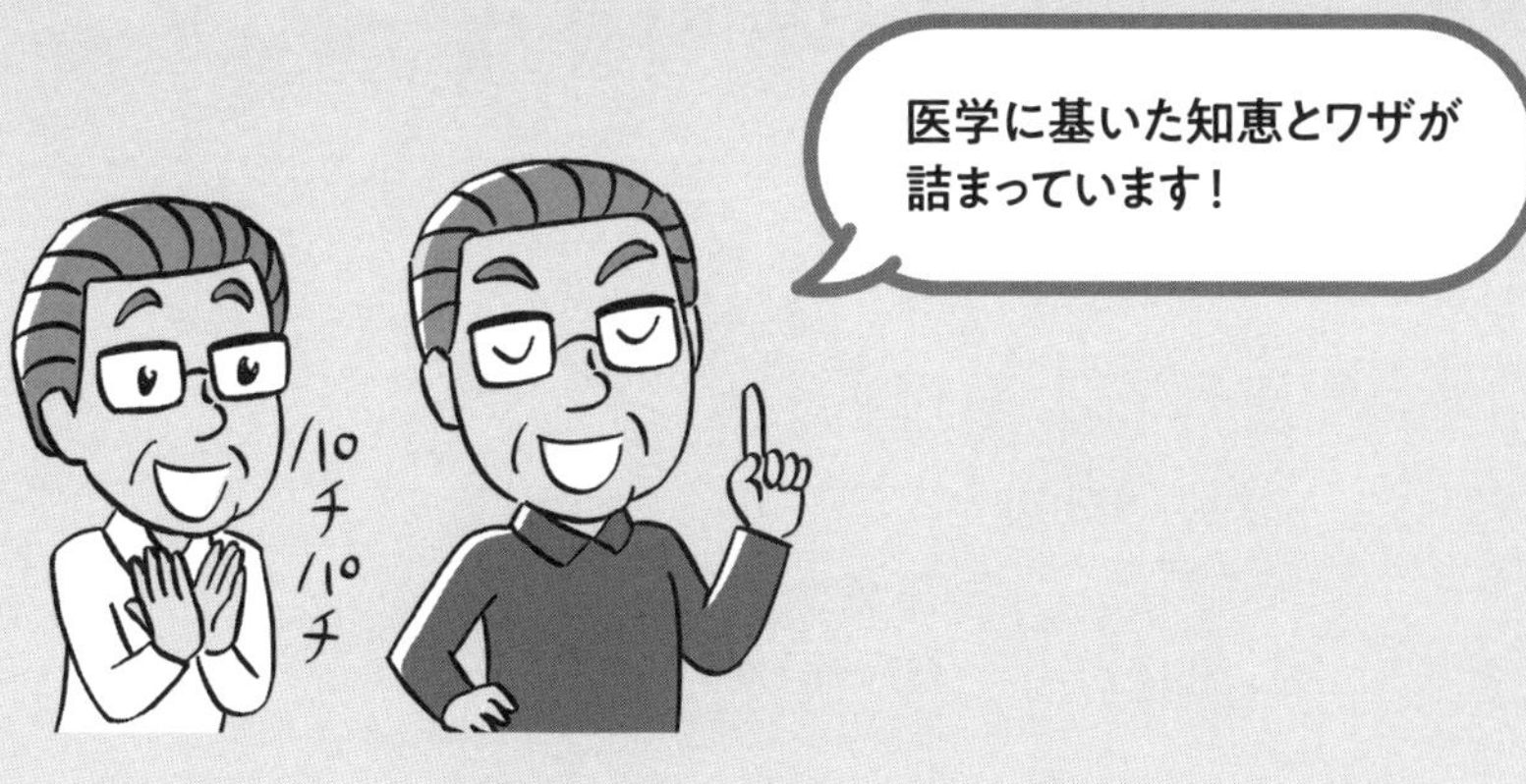
医学に基いた知恵とワザが
詰まっています！
パチパチ

“糖尿病予備群”家族を描いたマンガの
登場人物を紹介!

ヒロシ(55歳)

健診で「糖尿病予備群」と診断されて、早5年。徐々に数値は悪化しているが、いつまでたっても放置したまま。

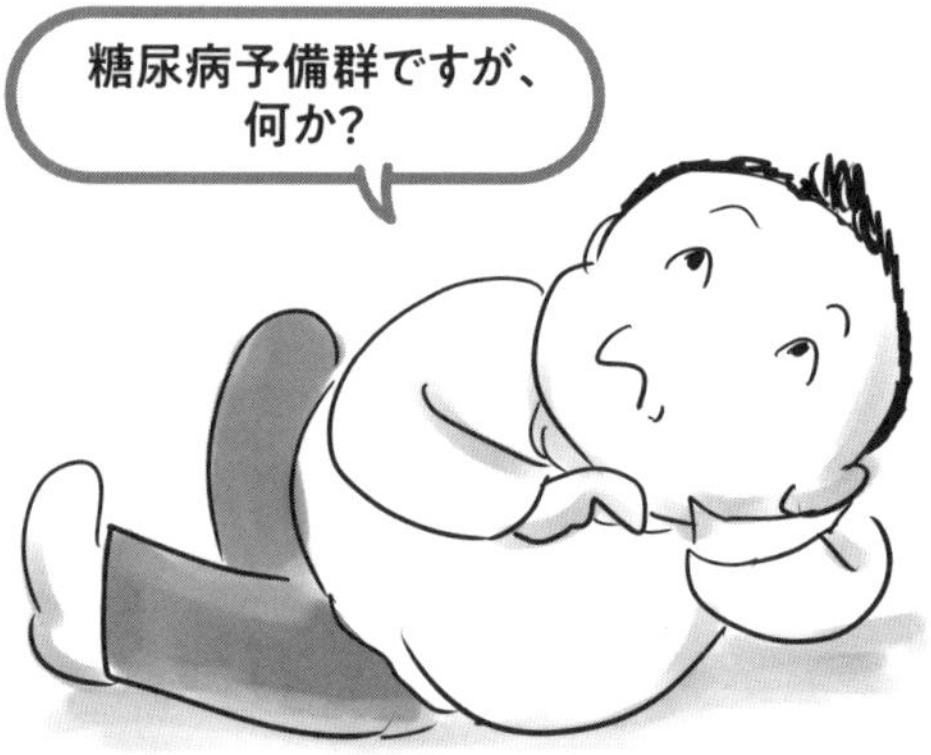
糖尿病予備群ですが、
何か?

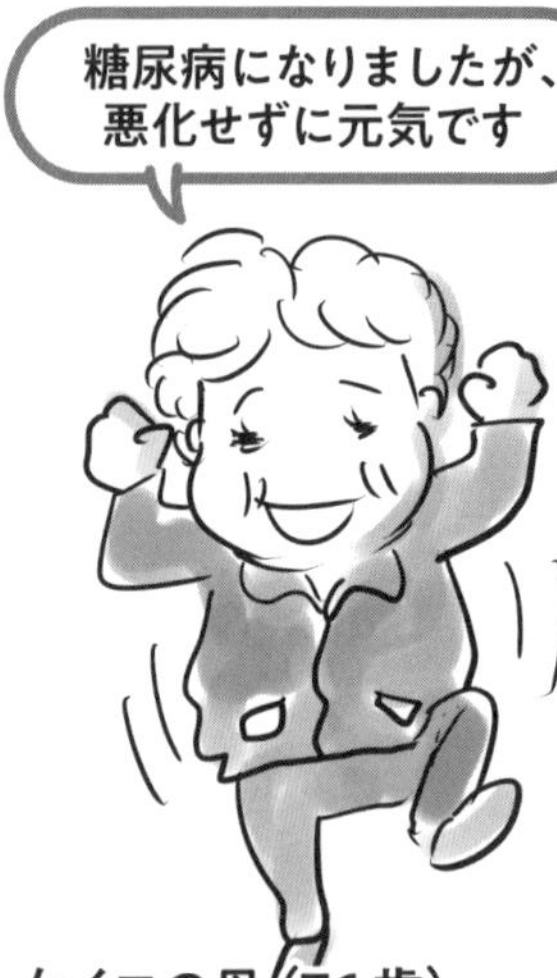
糖尿病になりましたが、
悪化せずに元気です

ケイコ(51歳)

ヒロシの妻。母が糖尿病治療で苦労したのを見て育ったため、ヒロシの血糖値をかなり心配する。

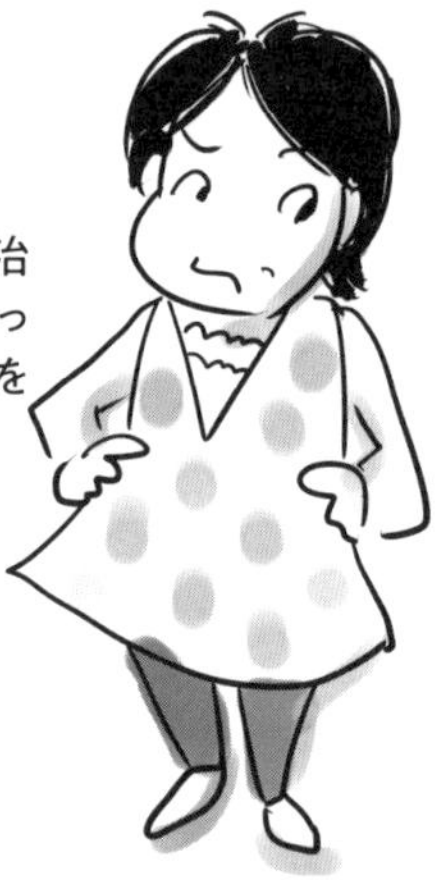

ケイコの母(76歳)

いまでこそ元気いっぱいだが、40代は糖尿病に苦しめられた経験を持つ。

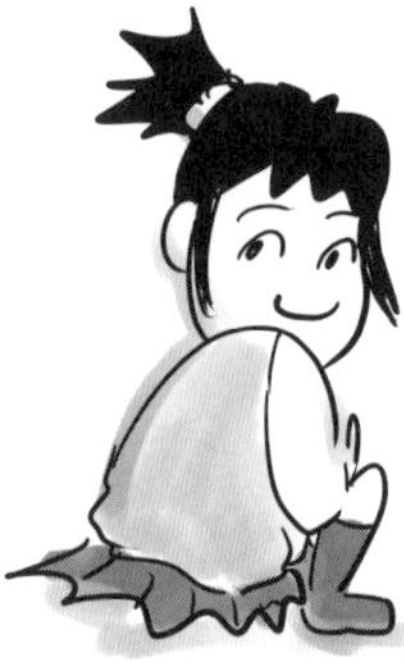

サヤカ(16歳)

ヒロシとケイコの娘。高校生。親を見る目はいつも冷静。

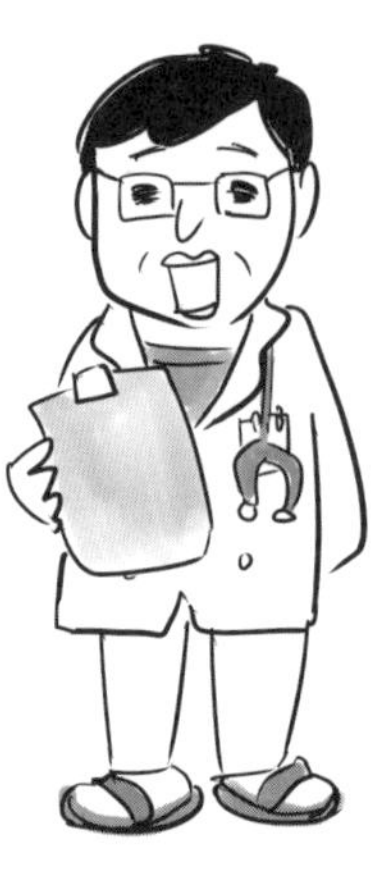

母のかかりつけ医

糖尿病だった母を、くじけさせないようにやさしくフォローし、リードしてくれた近所の医者。

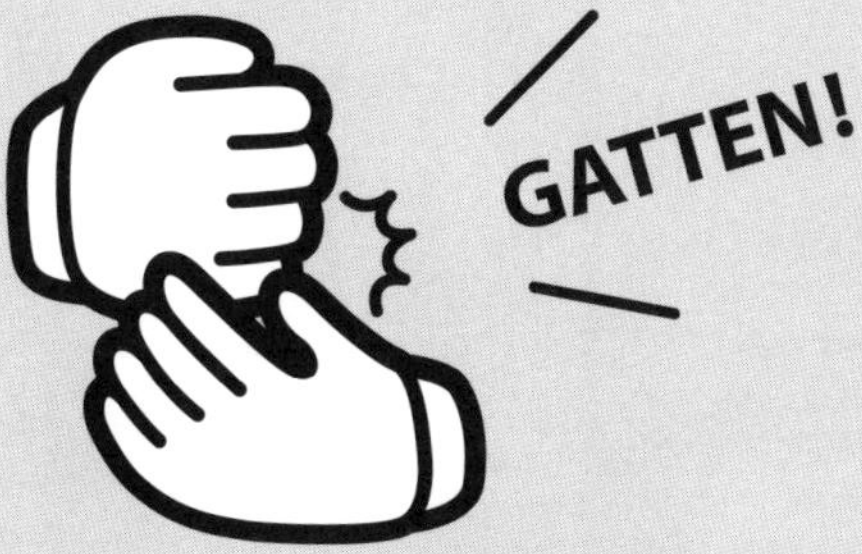

血糖値が気になるアナタの 知らなきゃいけない 基本の「き」

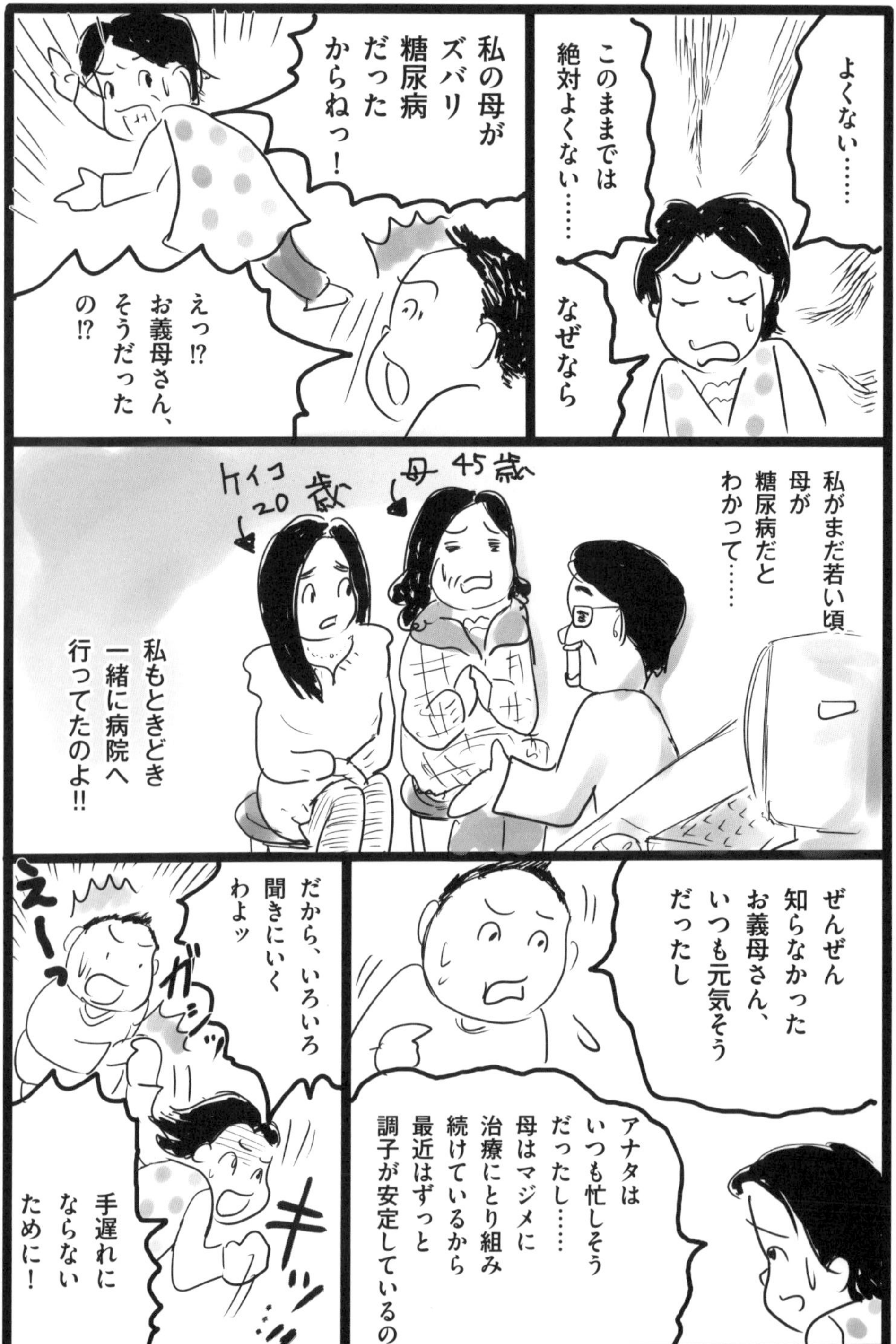

よくない……
このままでは絶対よくない……
なぜなら
私の母がズバリ糖尿病だったからねっ！
えっ⁉
お義母さん、そうだったの⁉
私がまだ若い頃母が糖尿病だとわかって……
母 45歳
ケイコ 20歳
私もときどき一緒に病院へ行ってたのよ‼
ぜんぜん知らなかった
お義母さん、いつも元気そうだったし
アナタはいつも忙しそうだったし……
母はマジメに治療にとり組み続けているから最近はずっと調子が安定しているの
だから、いろいろ聞きにいくわよッ
えーっ
ガシッ
手遅れにならないために！
キッ

そもそも「血糖値」って何？糖尿病とどんな関係があるの？

「糖尿病」は「血糖値が高くなる病気」です。「そんなことは知っている」という人も、どんな仕組みで血糖値が上がるのかご存じですか？

食事でとった糖質は、体内でブドウ糖になり、小腸で吸収されます。吸収されたブドウ糖は肝臓に送られ、一部はグリコーゲン（ブドウ糖の化合物）としてたくわえられ、残った分が血液にのって全身に送られます。この血液中のブドウ糖を「血糖」といい、その量は**「血糖値」**で示されます。

糖質をとると、すい臓から血糖値を下げる**「インスリン」**というホルモンが分泌されます。その働きによって、血液中のブドウ糖は肝臓や筋肉にとり込まれてエネルギー源として使われ、中性脂肪として脂肪組織にたくわえられます。ところが、このインスリンの量が不足したり、分泌のタイミングが遅れたり、働きが低下したりすると、肝臓や筋肉、脂肪組織はブドウ糖をうまくとり込めなくなり、ブドウ糖が血液中に過剰に増えてしまいます。血糖値が慢性的に高い状態が続くと、血管を傷つけます。これが**糖尿病**です。

医療監修（17～23ページ）◎稲垣暢也さん（京都大学医学部附属病院糖尿病・内分泌・栄養内科教授）

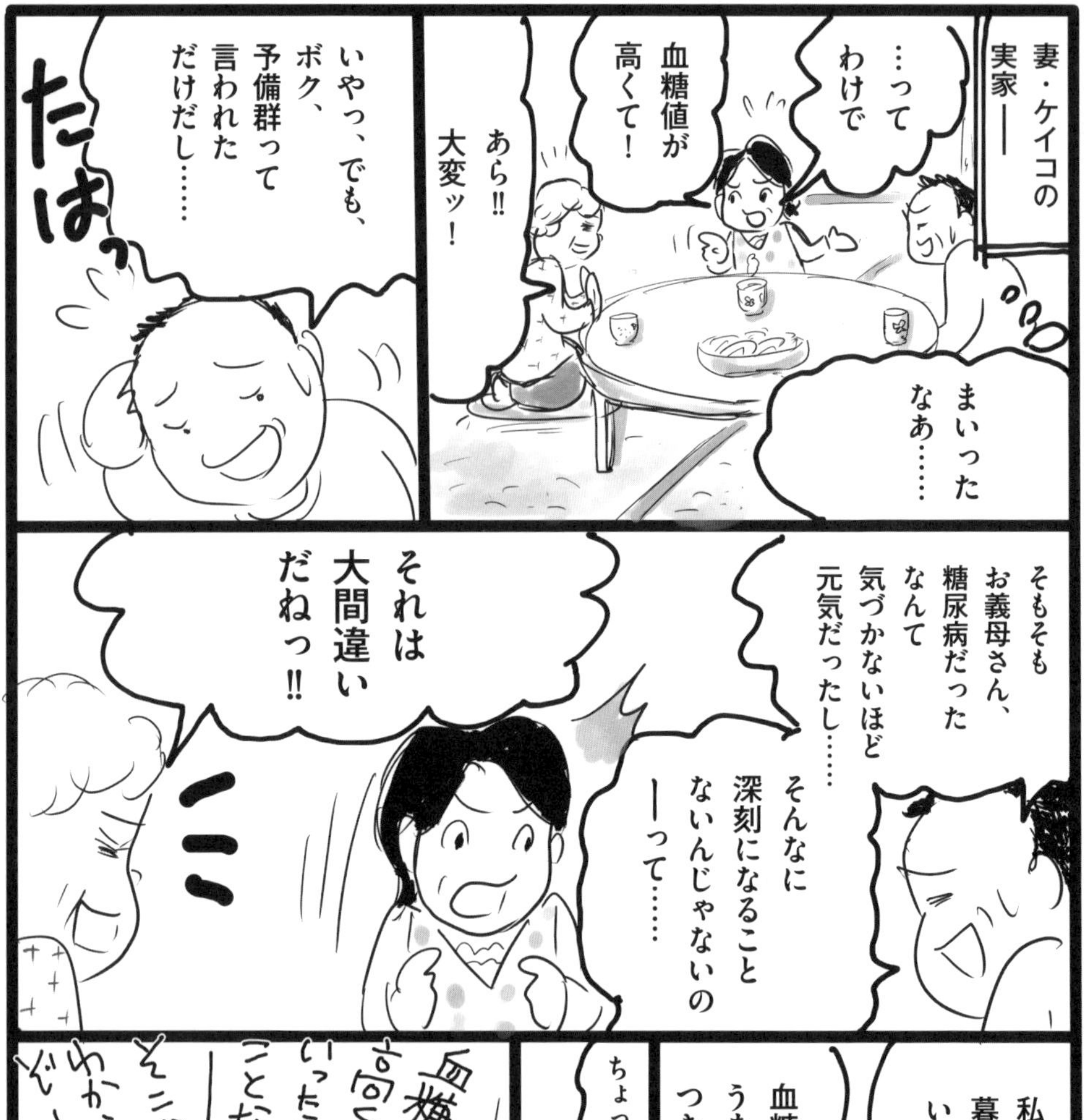

妻・ケイコの実家——
…ってわけで
血糖値が高くて！
あら!!大変ッ！
まいったなあ……
いやっ、でも、ボク、予備群って言われただけだし……
たはっ
そもそもお義母さん、糖尿病だったなんて気づかないほど元気だったし……
そんなに深刻になることないいんじゃないの——って……
それは大間違いだねっ!!
私が元気に暮らせているのは
血糖値とうまくつき合っているからよ！
ニコニコ
ちょっと……
また血糖値血糖値って……
血糖値が高くなるっていったいどーゆーことなんだーっ
そこからしてわからんーっ
ぞわっ
次ページに書いてあることから
読ませたほうがいいわね

血糖値はなぜ高くなるの？糖尿病になる原因は？

糖尿病の多くを占める**「2型糖尿病」**の人の血糖値が高くなる原因、その大半は生活習慣の乱れです。食べすぎ・飲みすぎや栄養の偏り、運動不足などによって肥満（とくに内臓脂肪型肥満）になると、インスリンの働きを抑える物質が分泌され、インスリンの効きが悪くなります。すると、すい臓はインスリンの働きを補おうとして分泌量を増やし、その結果、すい臓が疲弊してインスリンの分泌量も減ってしまいます。

また、加齢にともない、インスリンの分泌能力が低下したり、インスリンの効きが悪くなったりすることもあります。日本人などの東アジアの人は、欧米人に比べて、インスリンの分泌能力が低いため、それほど太っていなくても、高カロリー・高脂肪食、運動不足、過度のストレスなどの生活習慣が重なると、血糖値が上がりやすくなる傾向があります。

なお、免疫の異常などによってすい臓の細胞が破壊され、インスリンが分泌されなくなるタイプの**「1型糖尿病」**や、妊娠中に血糖値が高くなる**「妊娠糖尿病」**などもありますが、本書では「2型糖尿病」を予防・改善する最新の対策をご紹介します。

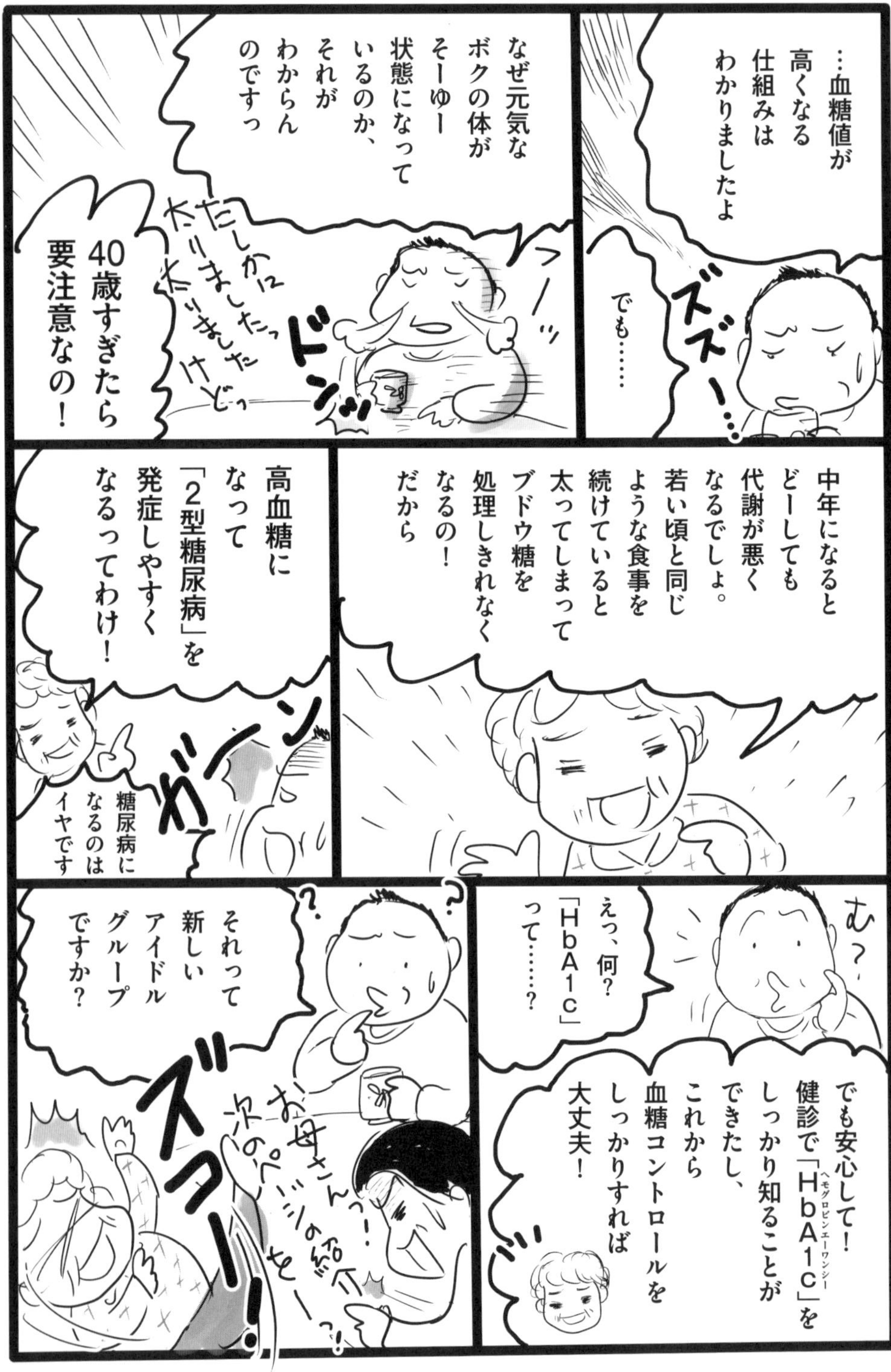

…血糖値が高くなる仕組みはわかりましたよ
ズズー…
でも……
なぜ元気なボクの体がそーゆー状態になっているのか、それがわからんのですっ
フーッ
たしかに太りましたっ
太りましたけどっ
ドンッ
40歳すぎたら要注意なの！
中年になるとどーしても代謝が悪くなるでしょ。若い頃と同じような食事を続けていると太ってしまってブドウ糖を処理しきれなくなるの！だから
高血糖になって「2型糖尿病」を発症しやすくなるってわけ！
ガーン
糖尿病になるのはイヤです
む？
えっ、何？「HbA1c」って……？
でも安心して！健診で「HbA1c《ヘモグロビンエーワンシー》」をしっかり知ることができたし、これから血糖コントロールをしっかりすれば大丈夫！
ド
それって新しいアイドルグループですか？
??
ズコー!!
お母さんっ!!
次のページの紹介をーっ!!

糖尿病かどうかは、どうやって調べる？ 血糖値と「ＨｂＡ１ｃ」は何が違うの？

糖尿病は、複数の検査結果を総合して診断されます。おもな検査は3つ。1つ目は、10時間以上絶食した状態で血糖値を測定する、早朝の「**空腹時血糖値**」。朝食によって高くなる前の血糖値を測ります。2つ目は、食事時間に関係なく血糖値を測定する「**随時血糖値**」。3つ目が、「**ＨｂＡ１ｃ（ヘモグロビンエーワンシー）**」です。

ＨｂＡ１ｃとは、血液中のブドウ糖が赤血球の色素であるヘモグロビンと結合した、たんぱく質の一種。血液中のヘモグロビンにＨｂＡ１ｃが占める割合を調べると、過去1～2か月間の血糖の状態がわかります。たとえば、ＨｂＡ１ｃが6.6％程度の軽い糖尿病の場合、午前中の空腹時血糖値は健康な人とあまり変わりません。空腹時血糖値だけを測ると、糖尿病を見逃してしまう可能性があるのです。ＨｂＡ１ｃは過去1～2か月の血糖値の平均を反映するため、糖尿病の人は、空腹時血糖値が基準値内でもＨｂＡ１ｃは高くなります。血糖値とＨｂＡ１ｃを調べて糖尿病が疑われた場合は、経口ブドウ糖負荷試験（34ページ参照）などの再検査を行って糖尿病を診断します。

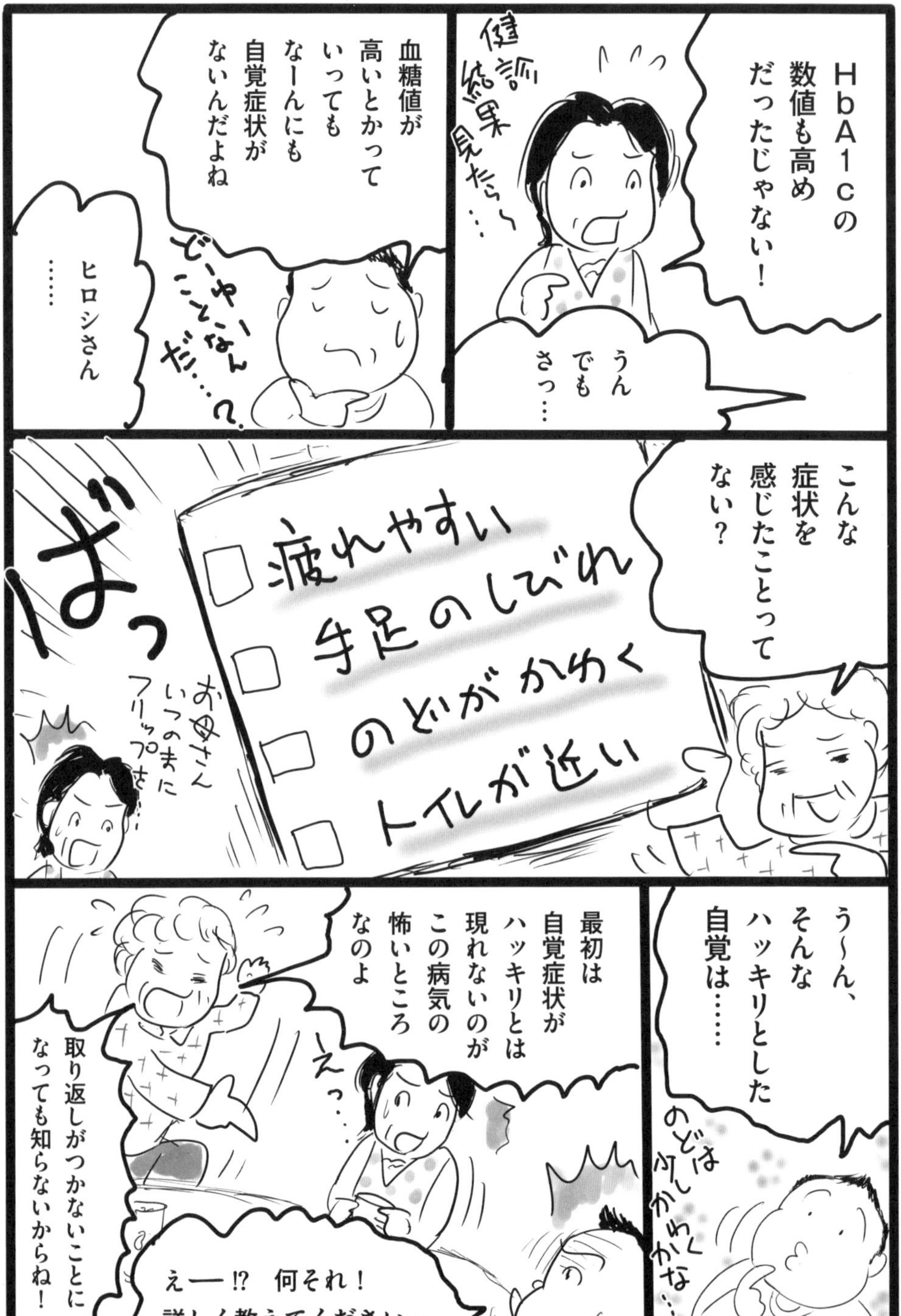
HbA1cの数値も高めだったじゃない！
健診結果見たら～…
うんでもさっ……
血糖値が高いとかっていってもなーんにも自覚症状がないんだよね
どーゆーことなんだ…？
ヒロシさん……
こんな症状を感じたことってない？
疲れやすい
手足のしびれ
のどがかわく
トイレが近い
ばっ
お母さんいつのまにフリップを…
う～ん、そんなハッキリとした自覚は……
のどは少しかわくかな…
最初は自覚症状がハッキリとは現れないのがこの病気の怖いところなのよ
取り返しがつかないことになっても知らないからね！
えっ…
えー⁉ 何それ！
詳しく教えてくださいっ

基本の「き」4

糖尿病の初期には自覚症状が現れず、放置すると、怖い合併症になるってホント？

糖尿病は「痛くもかゆくもない病気」といわれ、発症の初期には症状が現れません。そのため知らないうちに症状は進み、「体のだるさ」「のどの渇き」「体重の減少」「トイレが近い」などといった症状が出たときには、かなり進行してしまっている場合があるのです。

さらに何の対策もしないでいると、高血糖によって細い血管や神経が傷つき、次のような合併症が起こりやすくなります。

●**糖尿病神経障害**……感覚を伝える末梢神経が傷つき、足指や足がしびれたり、感覚が鈍くなったりする。治療が遅れると組織が腐る壊疽《えそ》になり、足の切断に至ることも。

●**糖尿病性腎症**……腎臓の毛細血管の働きが悪くなり、だるさやむくみ、吐きけなどが現われる。腎臓の働きの低下が進むと、透析療法が必要になる場合も。

●**糖尿病網膜症**……目の網膜の毛細血管が傷つき、視力が徐々に低下して、悪化すると失明に至ることも。

そのほか、動脈硬化を進行させ、「脳梗塞」や「心筋梗塞」などを起こすこともあります。

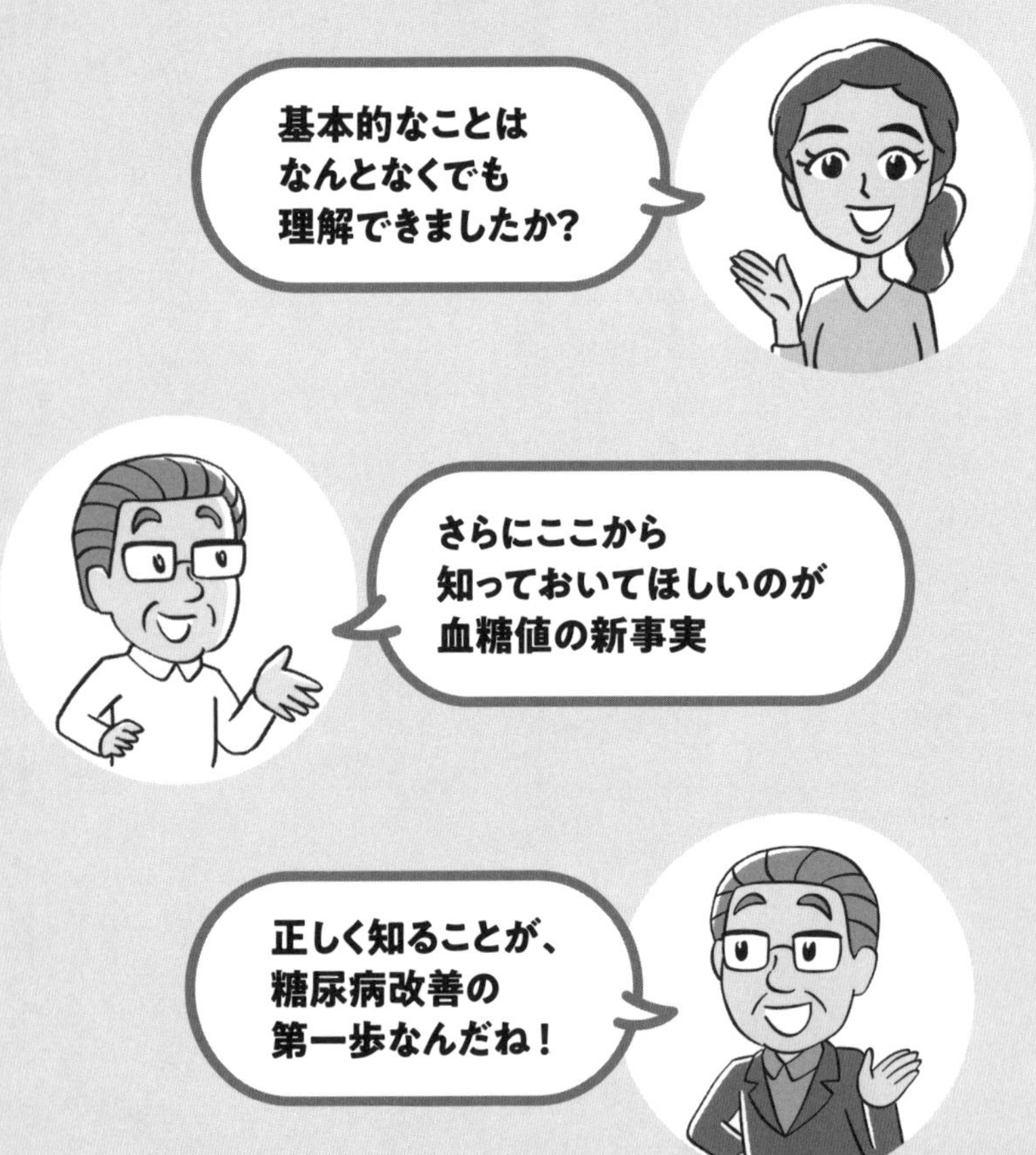
基本的なことは
なんとなくでも
理解できましたか?
さらにここから
知っておいてほしいのが
血糖値の新事実
正しく知ることが、
糖尿病改善の
第一歩なんだね！

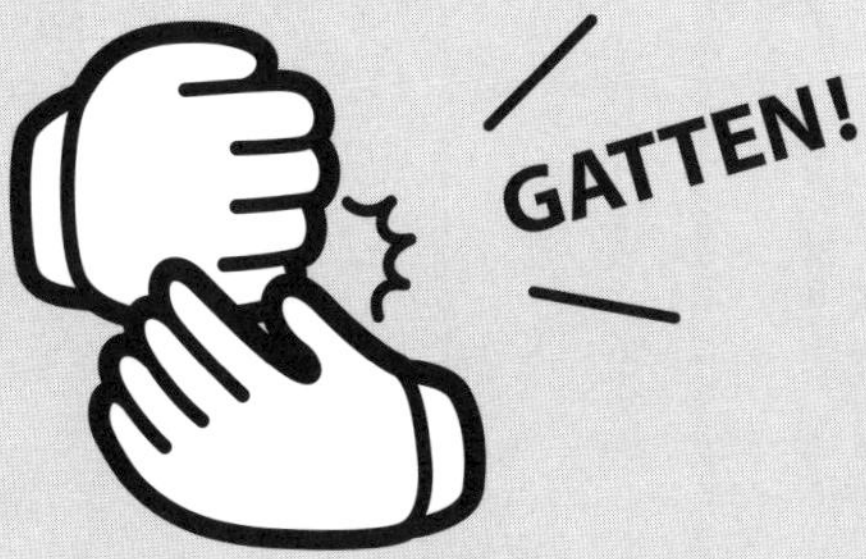

Part 1

〝後悔しない〟ための血糖値の新事実

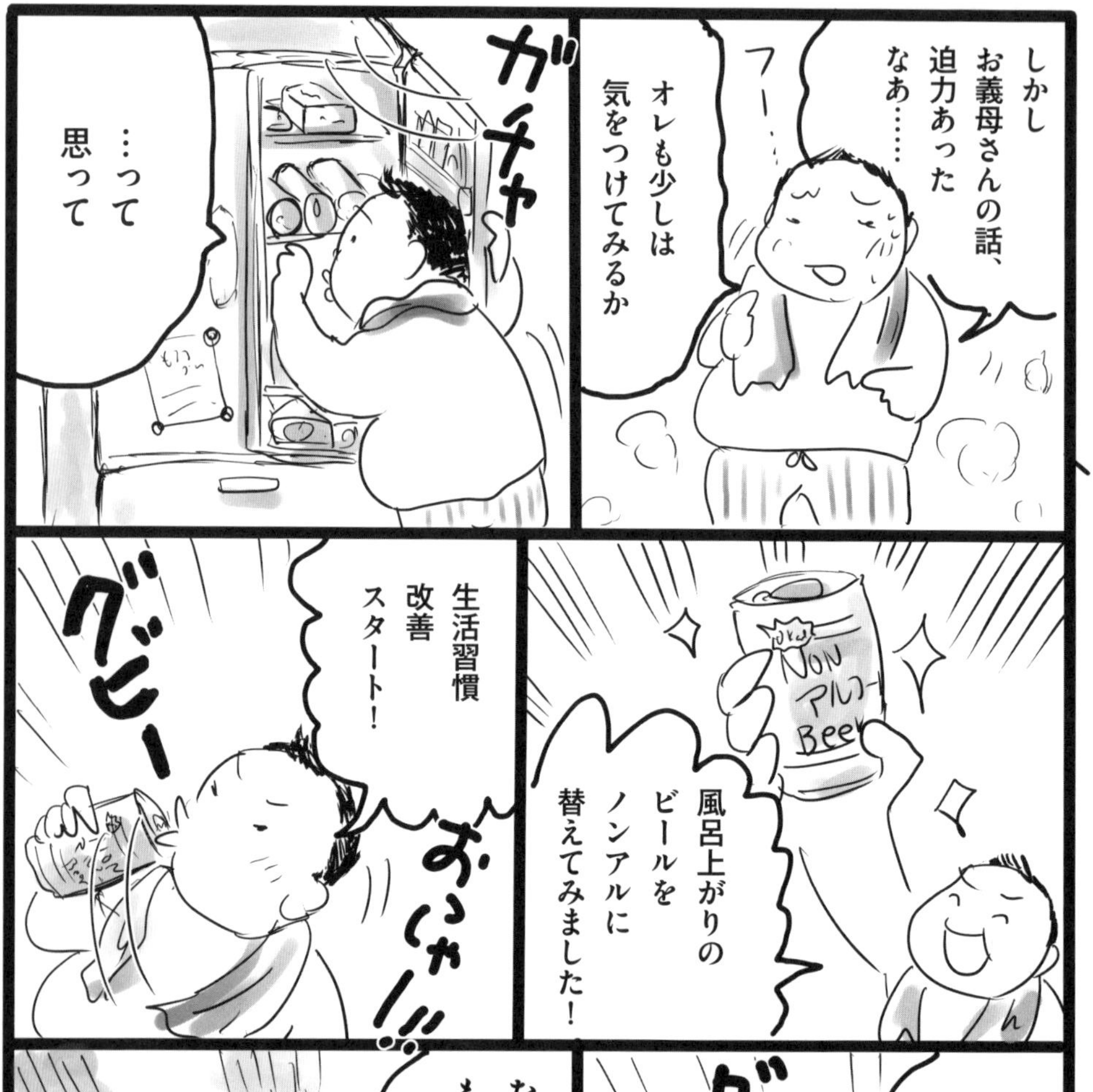
しかし
お義母さんの話、
迫力あった
なあ……
フー…
オレも少しは
気をつけてみるか
ガチャ
…って
思って
風呂上がりの
ビールを
ノンアルに
替えてみました！
生活習慣
改善
スタート！
グビー
ん～～～
グビッ
グビッ
なんか
もの足りねえ
どよ～ん

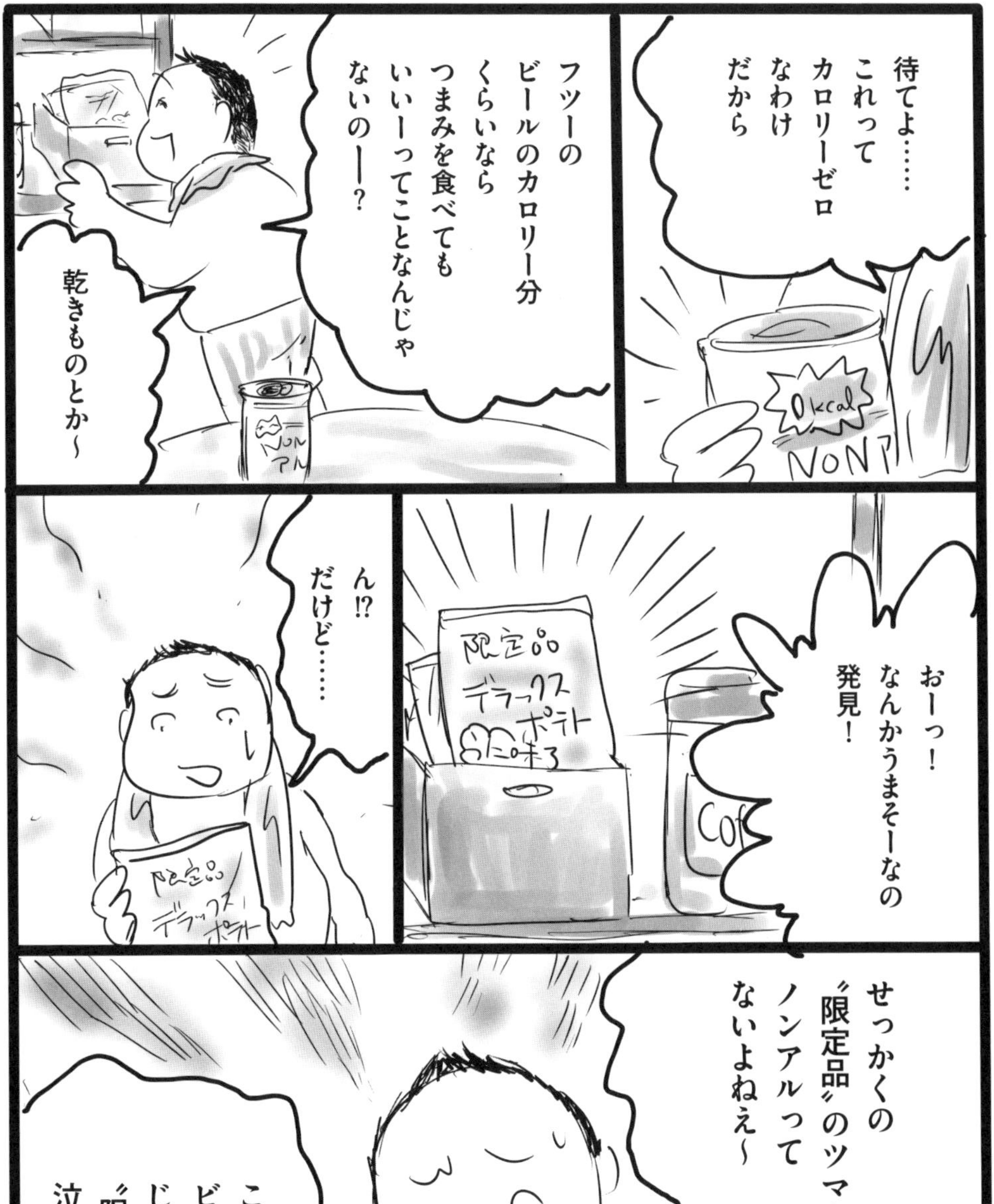
待てよ……
これって
カロリーゼロ
なわけ
だから
0kcal
フツーの
ビールのカロリー分
くらいなら
つまみを食べても
いいーってことなんじゃ
ないのーー？
乾きものとか〜
おーっ！
なんかうまそーなの
発見！
限定品
デラックスポテト
ん⁉
だけど……
せっかくの
〝限定品〟のツマミに
ノンアルって
ないよねえ〜
これはやっぱり
ビールとセット
じゃないと
〝限定〟の名が
泣くよね〜

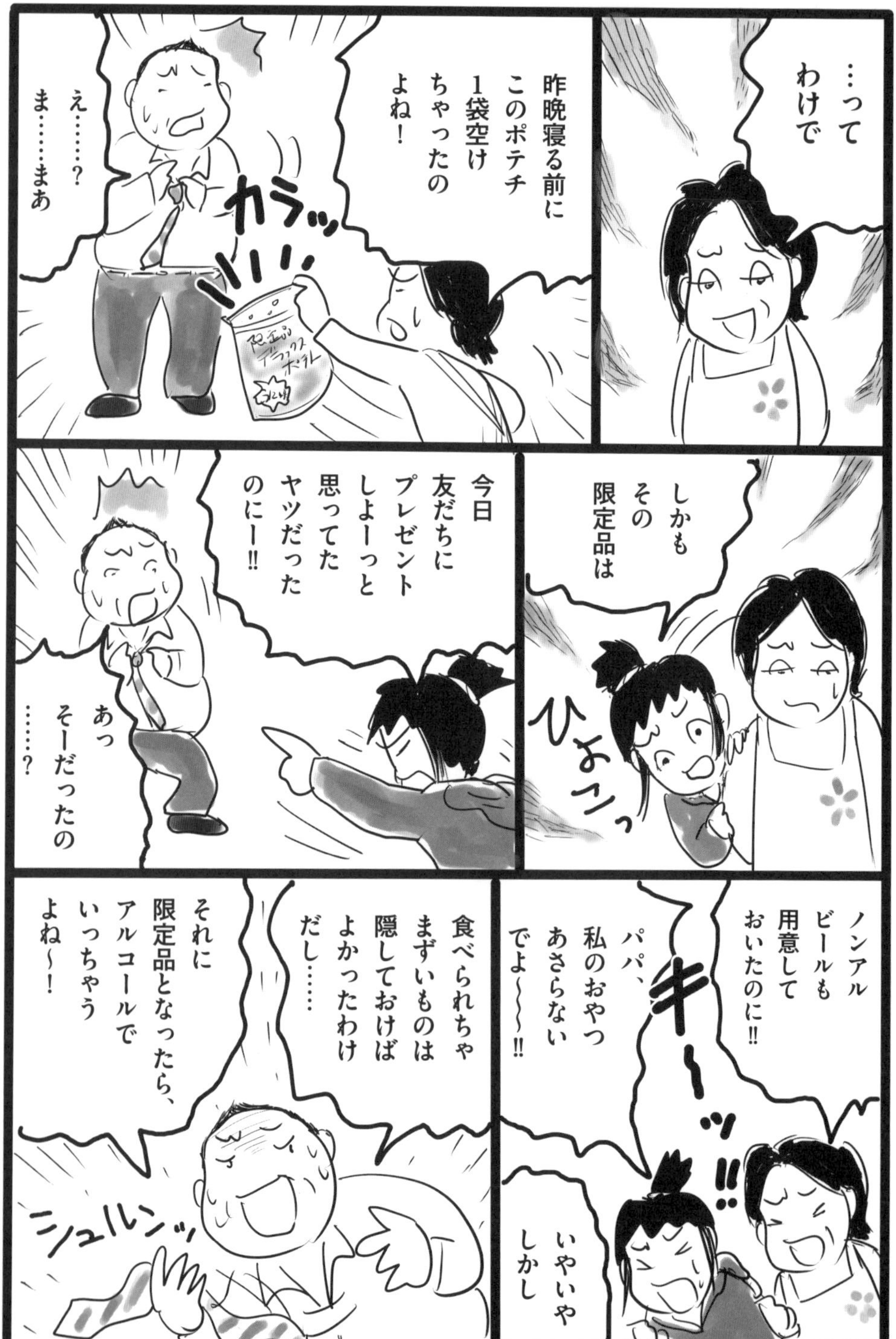
…って
わけで
昨晩寝る前に
このポテチ
1袋空け
ちゃったの
よね！
カラッ
え……？
ま……まあ
しかも
その
限定品は
ひょこっ
今日
友だちに
プレゼント
しよーっと
思ってた
ヤツだった
のにー!!
あっ
そーだったの
……？
ノンアル
ビールも
用意して
おいたのに!!
キ〜〜ッ!!
パパ、
私のおやつ
あさらない
でよ〜〜!!
いやいや
しかし
食べられちゃ
まずいものは
隠しておけば
よかったわけ
だし……
それに
限定品となったら、
アルコールで
いっちゃう
よね〜！
シュルンッ

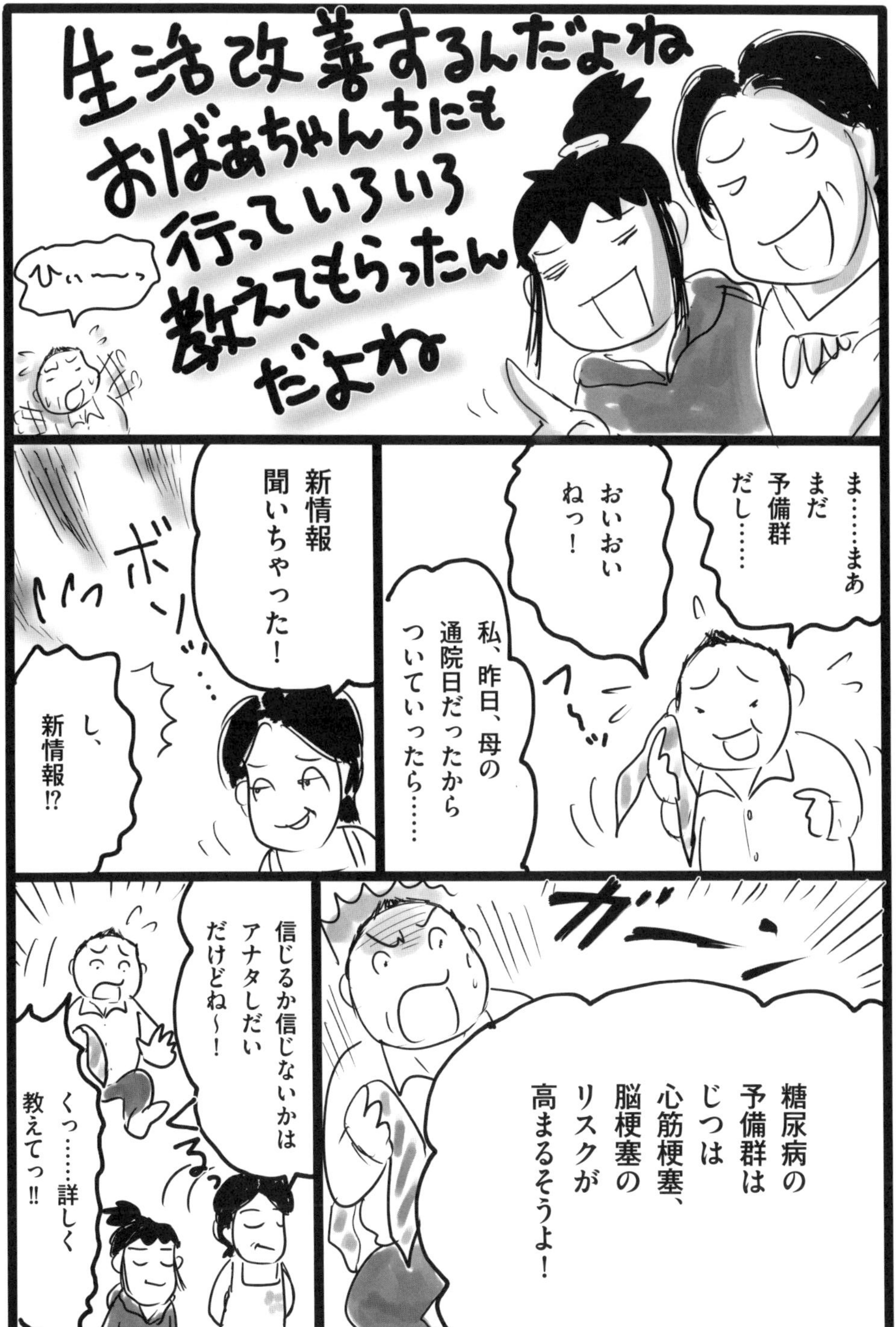
生活改善するんだよね
おばあちゃんちにも
行っていろいろ
教えてもらったん
だよね
ひぃ〜〜っ
ま……まあ
まだ
予備群
だし……
おいおい
ねっ！
私、昨日、母の
通院日だったから
ついていったら……
新情報
聞いちゃった！
ボソッ…
し、
新情報!?
ガーン
糖尿病の
予備群は
じつは
心筋梗塞、
脳梗塞の
リスクが
高まるそうよ！
信じるか信じないかは
アナタしだい
だけどね〜！
くるっ
くっ……詳しく
教えてっ!!

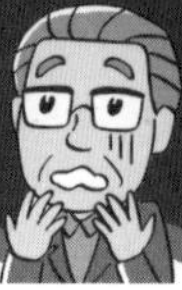

糖尿病は、失明や足の壊疽《えそ》などだけでなく「認知症」や「がん」のリスクも増やす

「糖尿病が、認知症やがんになる危険性を高める」というショッキングな現実が、国内のある町で行われた長期間の疫学調査で明らかになりました。

糖尿病が重症化すると、失明に至る危険のある「網膜症」、「足の壊疽」、「人工透析」が必要になることもある「腎症」など、さまざまな合併症につながりやすいことは、血糖値を気にしている方なら知っていることでしょう。高血糖によって血管が傷つけば、心筋梗塞や脳梗塞など命にかかわる病気を引き起こす危険もあります。

こうした合併症に加え、「認知症やがんも、糖尿病と関係がある」ことが、福岡県久山町で長年行われてきた「久山町研究」の調査によってわかったのです。

このプロジェクトでは、さまざまな生活習慣病の発症にかかわる原因を調査しています。そして、糖尿病と認知機能の関連については、1000人以上の住民を対象に追跡調査を行った結果、アルツハイマー型認知症も血管性認知症も、そしてがんも、

医療監修（30～31ページ）◎清原 裕さん（公益社団法人久山生活習慣病研究所代表理事）

糖尿病の人は、そうでない人に比べて発症のリスクが2倍前後も高かったのです。

2013年には、日本糖尿病学会と日本癌学会が、糖尿病とがんについての報告書を発表し、日本人の糖尿病は、とくに肝臓・すい臓・大腸がんに関連していると報告しています※。また、33ページで紹介する研究によれば、糖尿病の予備群の段階でも、認知症のリスクが増える傾向がみられました。

糖尿病は、むやみに恐れる必要はありませんが、やはり甘くみてはいけない病気です。大事なことは、血糖値のことをよく知ること。血糖値をきちんと理解できれば、さまざまな病気の予防につながるとも言えます。健康寿命を延ばす方法は、身近なことから始められるのです。

■ 糖尿病で、肝臓がんのリスクが2倍に!

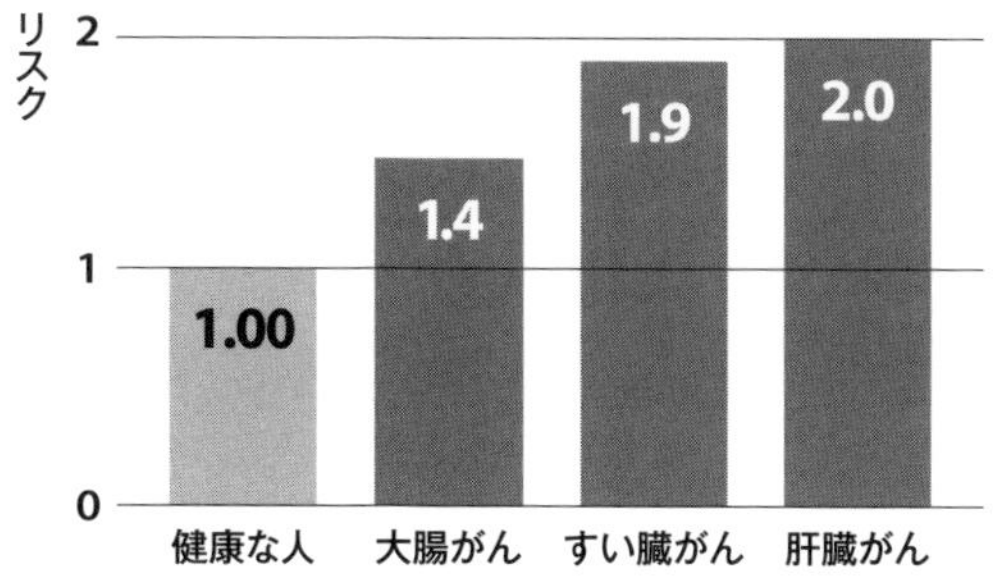

糖尿病における臓器ごどの発がんリスクを調べた結果、健康な人に比べて、大腸がんは1.4倍、すい臓がんは1.9倍、肝臓がんは2倍のリスクがあることがわかった。

出典◎「糖尿病と癌に関する委員会報告2013」

※2016年に発表された第2報では、糖尿病でがんになるリスクは増加するが、糖尿病患者における血糖管理でがんリスクが減少するかどうかは、まだ解明されていないと報告。平均血糖値よりも「食後高血糖」や「血糖値スパイク」(38ページ参照)の影響について言及する意見もある。

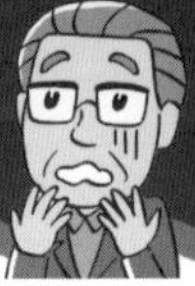

〝脳のインスリン不足〟が原因
高血糖が「**脳の老化**」も引き起こす

糖尿病の人だけでなく、血糖値が高めの状態の人も、認知症が起こりやすいことがわかってきています。これは、血糖をコントロールしている「インスリン」というホルモンの働きが関係していると考えられています。

アルツハイマー型認知症の人の脳では、アミロイドβというたんぱく質が過剰にたまっているといわれています。体内に糖が増えると、すい臓から分泌されるインスリンによって血糖値がコントロールされますが、役割を果たしたインスリンは、「インスリン分解酵素」によって分解されます。じつはこの酵素、脳にたまったアミロイドβを分解し、除去する役割もあることがわかりました。

しかし、血糖値が高い状態が続くと、インスリンは体内の糖を処理するのに精一杯となり、インスリン分解酵素はそのインスリンの分解で大忙しとなります。すると、脳内の神経細胞が糖をエネルギーとしてとり込むために必要なインスリンが減少してしまい、「作業記憶の低下」により認知機能の低下も起こりやすくなります。また、インスリン分解酵素の働きも弱くなり、アミロイドβの除去が滞って脳内に増え、アルツハイマー型認知症を引き起こすリスクが高まると考えられています。

まだ本格的な糖尿病ではなくても、食後に血糖値が急上昇する「食後高血糖」や、食後に血糖値が乱高下する「血糖値スパイク」（38ページ参照）を繰り返している人も要注意。脳や心臓の血管が傷つき、動脈硬化が進んだり、認知症を引き起こす危険も高まったりします。

■ 糖尿病ではなくても、高血糖なほど認知症のリスク増！

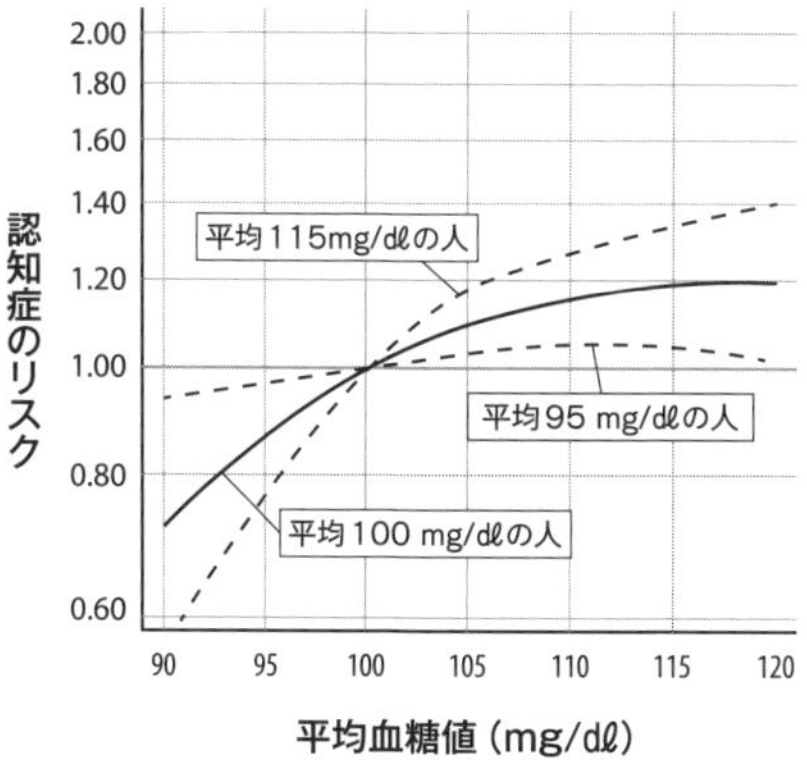

約2000名の高齢者を対象に行われた研究では、5年間の平均血糖値が100mg/dℓの人の認知症発症リスクを1とすると、115mg/dℓの人では1.18に上昇。95mg/dℓ では0.86に 低下した。血糖値が正常範囲でも、高いほど認知症リスクが増えることがわかった。

出典◎Crane et al.N Engl J Med 2013; 369:540-8

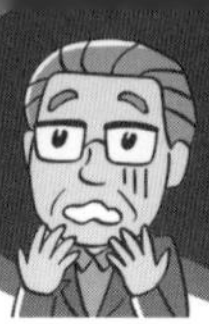

「糖尿病予備群」かどうか気になったら経口ブドウ糖負荷試験を受けるべし！

糖尿病や糖尿病予備群を早期発見するために、健康診断では、

●過去1～2か月の平均的な血糖の状態がわかる「HbA1c」

●食後10時間以上経過したときの「空腹時血糖値」、
または、食事の時間に関係なく測定する「随時血糖値」

を、測定しています（健診機関により、検査項目は異なる）。

これらの検査値が、糖尿病の発症域に達していなくても、正常域からはずれている人は、食後高血糖、血糖値スパイクを起こしている可能性があります。

そこで、とくにこのような人には、「経口ブドウ糖負荷試験」を受けることがすすめられています。10時間以上の絶食のあと、朝食前にブドウ糖を含んだ液を飲み、飲んだ直後（空腹時）と、その後の30～60分おきの採血（空腹時と2時間値は必須）で、血糖値を測定する検査です。糖尿病予備群の可能性がありそうな人は、ぜひ受けてみてください。

医療監修（34～35ページ）◎稲垣暢也さん（京都大学医学部附属病院糖尿病・内分泌・栄養内科教授）

■ 糖尿病の診断方法

血液検査を受けて、空腹時血糖値または随時血糖値、HbA1cの値を調べます。その値が診断基準値より高ければ、下図のように、結果を複数組み合わせたうえで「糖尿病」と診断されます。値が基準値より低くても、状態をより詳しく調べるために経口ブドウ糖負荷試験が行われる場合もあります。

糖尿病

空腹時血糖値		随時血糖値		HbA1c
(126mg/dℓ以上	または	200mg/dℓ以上)	＋	6.5%以上

正常域

空腹時血糖値	随時血糖値	HbA1c
99mg/dℓ以下	139mg/dℓ以下	5.5%以下

経口ブドウ糖負荷試験がすすめられる場合

空腹時血糖値		随時血糖値		HbA1c
100mg/dℓ以上	または	140mg/dℓ以上	または	5.6%以上

血液検査の結果が糖尿病の診断基準値よりわずかに低かった場合や、遺伝的要因・肥満・メタボリックシンドロームなどがある場合は、経口ブドウ糖負荷試験がすすめられます。

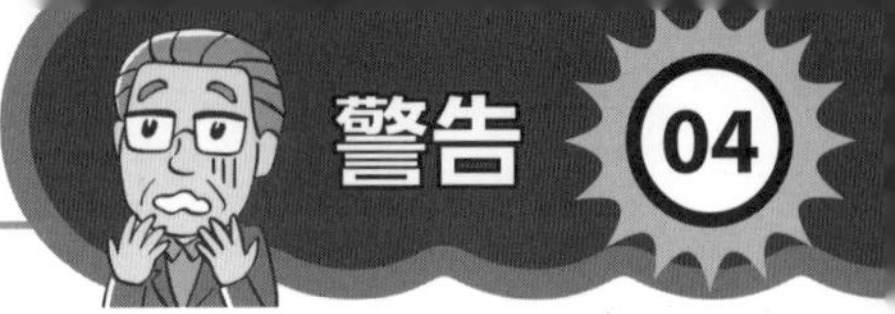

血液検査の数値はどこまで下げるべき？目標値は、年齢や病状で異なる

糖尿病の治療では、血糖のコントロールが基本となります。とはいえ、ただ闇雲に血糖値を下げればいいわけではありません。どこまで下げるかの目標値は、年齢や病状、病気にかかっている期間など、患者さんの個別性を重視して設定されます。

糖尿病において非常に大きな問題なのが、全身に起こる合併症の発症や進行です。そのためにまず注視すべきは、治療の指標となる「ＨｂＡ１ｃ」の値です。合併症を防ぐうえでは、過去１～２か月の血糖値の平均が反映されるＨｂＡ１ｃの値を「７％未満に保つとよい」とされています。ただしなかには、血糖値が下がりすぎて「低血糖」という危険な状態を招くことも。そうしたリスクが高く、治療を強化するのが難しい場合は「８％未満に保つ」ことがすすめられる場合があります。

また、食生活や運動習慣の改善で７％未満に保てる人、糖尿病の薬を使用中でも低血糖を起こさずに７％未満に保てる人では、６％未満が目標値となることもあります。

　そして、あわせて注意したいのが、「1日における血糖値の変動」です。健康な人の場合、寝ているあいだや空腹時に血糖値が低くなり、食事をとると高くなるという変動を繰り返しながら、70〜140mg／dℓ程度の値を保っています。いっぽう、糖尿病の患者さんでは、血糖値が全体的に高く、変動も大きくなってしまいます。

　そのため、健康な人と同じ状態を保てるように治療を進めていきますが、ここでも病状や合併症のリスクなどを考慮した個別対応が欠かせません。最適な治療方針は一人ひとり異なるもの。自分に合った目標を定めて治療にとり組むことが重要なのです。

■ 糖尿病の治療で管理する2つの値

●「HbA1c」（過去1〜2か月の血糖値の平均）の値

8%未満	無理をすると危険がある場合の目標値
7%未満	合併症を防ぐための基本の目標値
6%未満	低血糖の心配がない場合の目標値

Hb1cの目安とする目標値。ただし、年齢や症状、使用している薬などによって変わるので、医師と相談のうえ、自分にあった目標値の設定を。

●「血糖値の日内変動」の値　日内変動の例

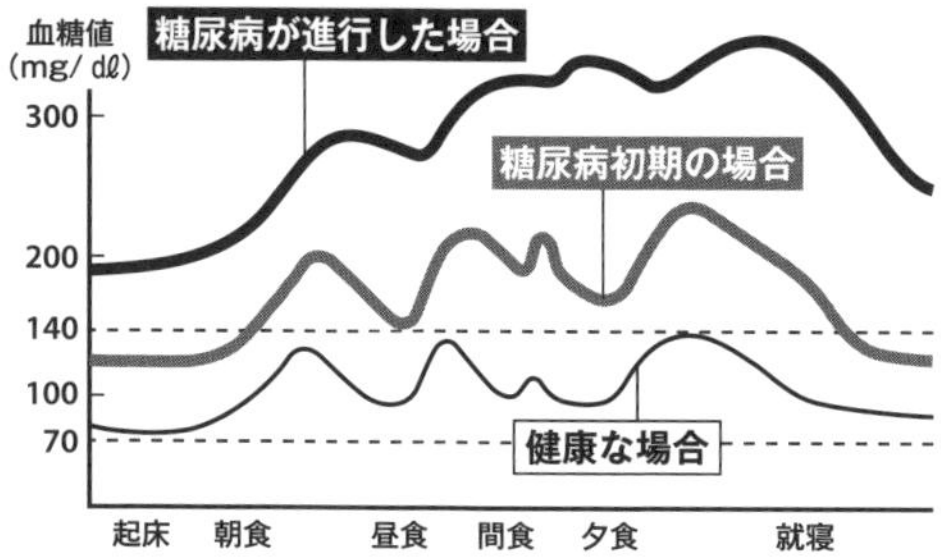

健康な場合、食後の血糖値の上昇は軽度だが、糖尿病初期では、食後の血糖値が大きく上昇する。糖尿病がさらに進行すると、食後の血糖値が下がらないうちに食事をとってさらに血糖値が上がり、血糖値の高い状態が翌朝まで持続するため、一日中高い状態に。

データ◎「糖尿病治療の手引き」日本糖尿病学会編よりイメージを作成

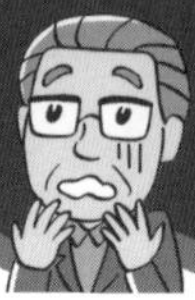

警告 05

「食後高血糖」、「血糖値スパイク」の人は糖尿病へまっしぐら！

「健診で正常値だったから糖尿病の心配はない」と安心している人はいませんか？　じつは、34ページで触れたように、一般の健診で基準値内におさまっていても、必ずしも安心できない場合があります。

食後は、誰でも一時的に血糖値は上がります。食事で糖質をとり、血液中のブドウ糖が増えると、すい臓から分泌されるインスリンの働きによって、ブドウ糖は肝臓や筋肉、脂肪組織にとり込まれます。すると、血液中のブドウ糖は減り、食後2時間もたてば血糖値は空腹時の値に戻ります。

ところが、食後に血糖値が急激に上がったあと、そのまま正常値までなかなか下がらなくなる「食後高血糖」のタイプの人がいるのです。

こうしたタイプの人は、インスリンは分泌されているものの、分泌されはじめるのが遅れたり、分泌量や働きに異常が生じたりして、血糖値の上昇を抑えることができなくなります。血糖値はゆっくりと下がっていき、次の食事の前（空腹時）には正常

医療監修（38～41ページ）◎岡田洋右さん（産業医科大学医学部第１内科学講座診療教授）

値に戻ります。

血糖値が急上昇すると、体は非常事態が起こっていると判断し、インスリンを大量に分泌して、血糖値をもとに戻そうとします。その結果、インスリンを分泌しているすい臓はオーバーワークに。こうした状態が繰り返されると、インスリンの分泌が滞り、血糖値が下がりにくくなるのです。

また、食後に血糖値が急上昇したあと、すぐに急降下するタイプの人もいます。血糖値の変化をグラフにすると（41ページ図を参照）、スパイク（とがったもの）の形になっているので「血糖値スパイク」と名づけられています。血糖値の異常な上昇を感知して大量に分泌されたインスリンが頑張り、ブドウ糖を筋肉などに素早くとり込むことから、血糖値が急速に低下すると考えられています。

食後高血糖と血糖値スパイクは、正常と糖尿病の中間の、いわば糖尿病の前段階。この状態を放置していると、やがて糖尿病に進むリスクが高まるだけでなく、この段階からすでに動脈硬化が進んでいる場合があるのです。

食事のたびに、血糖値が激しく上がったり下がったりすることを繰り返していると、血管が傷つき、動脈硬化が進んで、心筋梗塞や脳梗塞など命にかかわる重大な病気を引き起こす危険もあります。

食後高血糖も血糖値スパイクも、空腹時血糖値を調べるだけでは、なかなか見つけられません。最近では、食後の1～2時間後に自分で血糖値を測定できる機器も登場しているので、チェックしてみるのもよいでしょう（124ページ参照）。

食後高血糖や血糖値スパイクになりやすいのは、次のような人です。

×朝食を抜いている、遅い時間に夕食をとる人

空腹の時間が長くなると、その反動で食後の血糖値の急上昇を招く結果に。1日3食、規則正しく食べることが大切です。

×糖質を極端に減らす、脂肪の多い食事が多い人

糖質をとる量が不足すると、糖をつくるために筋肉のたんぱく質が使われ、筋肉が減少。すると、筋肉にブドウ糖を十分にとり込めなくなり、血糖値が下がりにくくなります。

また、食後高血糖や血糖値スパイクは、やせ型の人にも増えています。やせていても、運動不足や脂肪のとりすぎが原因で筋肉や肝臓に脂肪がたまり、ブドウ糖をとり込む余地がなくなったり、インスリンの働きが悪くなったりしているのです。

糖質や脂肪は〝多すぎず、少なすぎず〟が大事。糖が腸からゆっくり吸収されるのを助ける食物繊維をとることも忘れずに。

×体を動かすのが嫌い、運動不足の人

体を動かすほど、ブドウ糖が筋肉にとり込まれ、血糖値が下がります。とくに食後、血糖値が上昇しているときに体を動かせば、ブドウ糖が筋肉を動かすエネルギー源として使われるため、食後高血糖や血糖値スパイクの改善に効果的です。

運動といってもハードなものは必要ありません。ウォーキングや階段の上り下り、スクワットなどの筋トレ、少し遠くまで歩いてランチに行くなど、食後すぐの〝ちょっとした運動〟を心がけることで、効果が期待できます（82ページ参照）。

■ 血糖値スパイクの人と健康な人の血糖値の変化

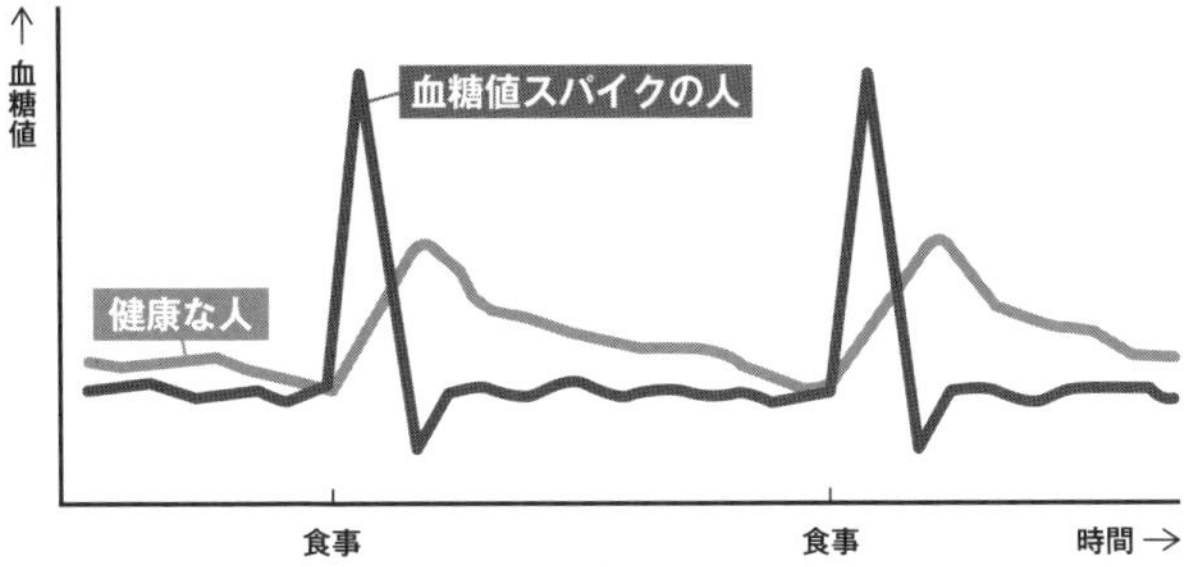

データ◎岡田洋右さんの資料よりイメージを作成

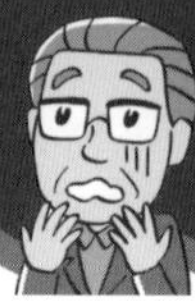

警告 06

「血糖値はとにかく下げるべし！」は間違い!? 「低血糖」も、病気のリスクを高める場合が！

「糖尿病の予防や改善のためには、血糖値を下げることがいちばん！」と考えている人が多いのではないでしょうか。ところが、血糖値が下がりすぎる**「低血糖」の状態を繰り返していると、さまざまな病気を招く危険があるのです。**

糖は、私たちが生きるために必要なエネルギー源。そのため、血糖値が低くなりすぎると、血液中の糖不足を補うために、自律神経の交感神経が興奮し、さまざまなホルモンや臓器が働いて糖をつくり出そうとします。その際、交感神経の興奮が何度も繰り返されると、血管が縮んだり血圧が上がったり血液が固まりやすくなったりして血管が傷つき、**心臓病や脳卒中、認知症のリスクも高まることがわかってきた**のです。

低血糖を起こしやすいのは、糖尿病の薬が効きすぎた場合などがありますが、食事を抜いたり、食事の時間が遅れたりしても起こる恐れがあります。

たとえば、昼食と夕食の間隔が長くなり、空腹感から、夕食で炭水化物を食べすぎ

医療監修（42～43ページ）◎岡田洋右さん（産業医科大学医学部第１内科学講座診療教授）

てしまうような食生活を送っていると、食後に急上昇した血糖値を下げようとすい臓がインスリンを過剰に分泌してしまう場合があります。睡眠中に血糖値が下がり過ぎてしまうのです。その結果、トイレに行きたいわけでもないのに夜中によく目が覚めてしまうなどの場合は、低血糖を起こしている可能性があります。

低血糖を防ぐには、1日3食、規則正しいリズムで食べること。夕食が遅くなりそうなときは、夕方におにぎりなどの軽食をとり、遅めの夕食時にとる糖質を控えることがコツです。なお、糖尿病の薬の低血糖リスクについては、106～111ページをご覧ください。

■ 就寝中の低血糖は、こうして起こる!

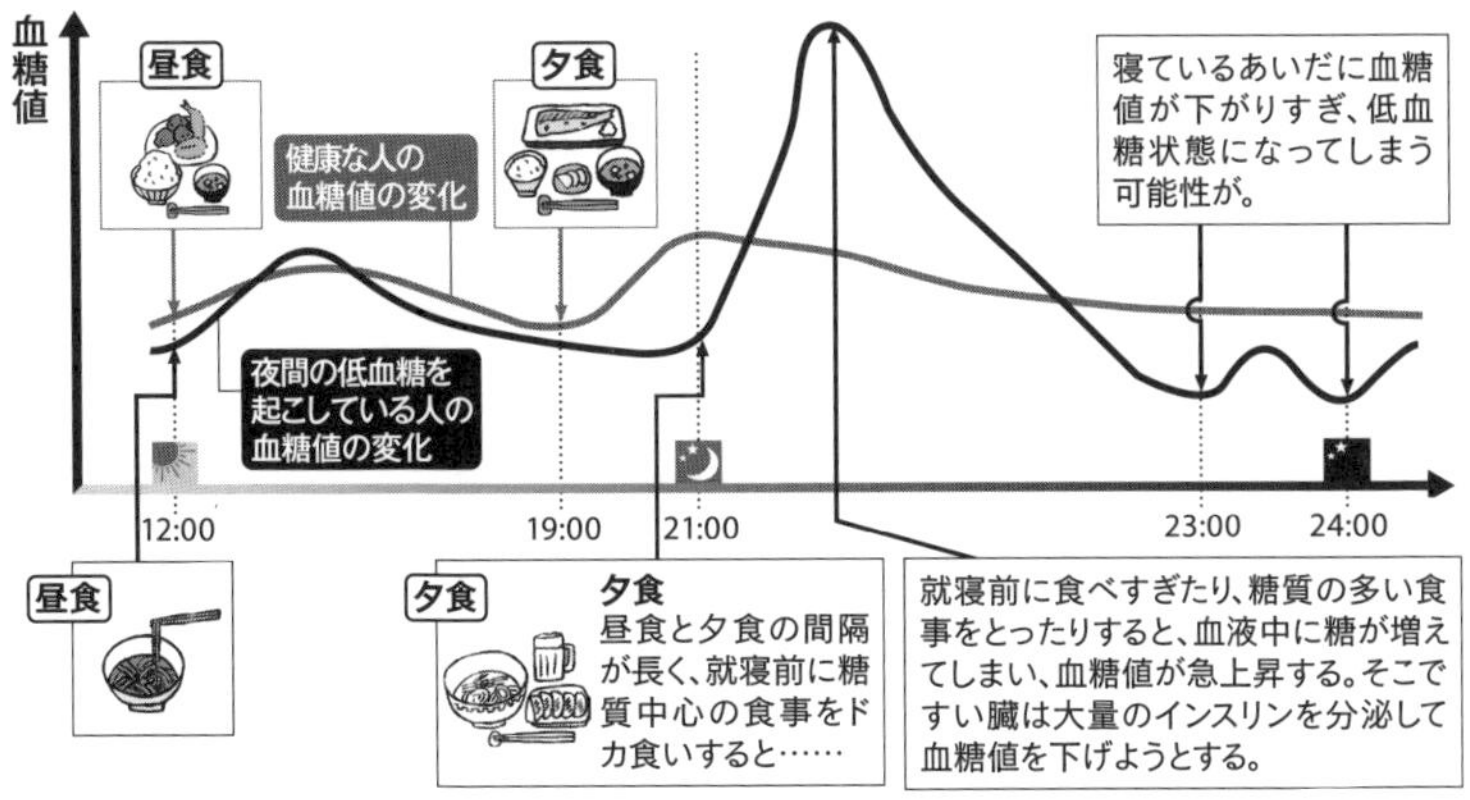

データ◎岡田洋右さんの資料よりイメージを作成

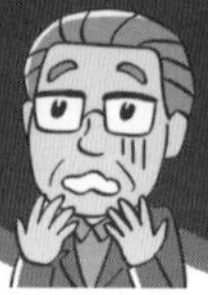

65歳が分岐点。糖尿病改善の対策が、「フレイル」の引き金になる危険性も！

加齢にともない、支援や介護を必要としない「健康寿命」をいかに延ばすかが大きな課題となってきます。そのカギを握るのが「フレイル」と呼ばれる段階です。

フレイルとは、健康時より心身が弱っているものの、介護を必要としない状態を示すもの。フレイルになっても、生活習慣しだいで要介護を防げると考えられています。

じつは糖尿病改善のために、と思って取り組んだ対策が、ときにフレイルの引き金となることがあります。それは「食事制限」です。肥満が糖尿病に悪影響を及ぼすイメージから、高齢になっても小食を心がける方は少なくありません。ところが、高齢になると食欲が低下したり、ひとり暮らしでつい食事を抜いたりすると栄養が不足しがちに。食事制限によってさらに低栄養に近づき、フレイルを招いてしまうのです。

また、低栄養は「サルコペニア」のきっかけにもなります。サルコペニアとは、筋肉量の低下によって筋力や身体機能が衰えた状態のこと。フレイルの一因ともなり、要介護リスクを高めます。筋肉量を増やしてサルコペニアを防ぐためには、筋肉の材

医療監修（44～46ページ）◎稲垣暢也さん（京都大学医学部附属病院糖尿病・内分泌・栄養内科教授）

料となるたんぱく質の摂取が不可欠。しかしながら、高齢の方が筋肉を合成するためには、若いときの倍以上の量を摂取しなければならないことがわかっています。

つまり、糖尿病改善において、加齢による体の変化に応じて対策を検討することは、とても大事な要素だということです。

そこで今、主流になっているのが「65歳で食生活をギアチェンジ」する考え方です。実際に『糖尿病診療ガイドライン２０１９』では、目標体重の目安となるＢＭＩ（体格指数）について「65歳未満は22、65歳以上は22〜25」と幅のある設定に変更されています。

糖尿病を改善するうえで、食べすぎるのはよくありませんし、食事の量が減りすぎるのもよくありません。**重要なのは「年齢や状態に合わせた改善策をとり入れる」こと**です。ＢＭＩを22に近づけようと食事を制限して、フレイルやサルコペニアになってしまっては本末転倒。かえって健康寿命を縮めてしまいます。

そして、ＢＭＩと同じく65歳が分岐点となるのが、糖尿病治療の指針である「ＨｂＡ１ｃの目標値」です。

合併症を防ぐＨｂＡ１ｃの目標値として、65歳以上であっても、基本的には65歳未

※BMIの計算方法：BMI＝〔体重（kg）〕÷〔身長（m）〕^{2}

満と同じ数値（7％未満）に設定されていますが、高齢者の場合は、「重い低血糖を起こす可能性が高い」というリスクが生じます。それを引き起こさないようにガイドラインでは、その人の認知機能の具合や身体機能、たとえばトイレに行ったり歩いたりなどの日常生活がひとりでどれだけできるか否かなどによって、3つのカテゴリーを設定しています。加えて、低血糖のリスクを高めるSU薬やインスリン製剤などの薬を使用している場合は下限を設けるなど、より安全に治療できるように、こまかく目標値が定められているのです。

65歳は、糖尿病治療における大切な分岐点。かかりつけ医とよく相談し、適度な運動・食生活の見直しを図り、糖尿病の改善に役立ててください。

高齢者糖尿病の血糖コントロール目標（HbA1c値）※1

		カテゴリーⅠ		カテゴリーⅡ	カテゴリーⅢ
患者の特徴・健康状態		①認知機能が正常 かつ ②日常生活のことを自分でできる		①軽度認知障害～軽度認知症 または ②手段的日常生活動作※2は衰えるが、基本的日常生活動作※3は自分でできる	①中等度以上の認知症 または ②基本的日常生活動作が衰える または ③多くの併存疾患や機能障害が生じる
重症低血糖が危惧される薬剤（インスリン製剤、SU薬、グリニド薬など）の使用	なし	7.0％未満		7.0％未満	8.0％未満
	あり	65歳以上75歳未満 7.5％未満 （下限6.5％）	75歳以上 8.0％未満 （下限7.0％）	8.0％未満 （下限7.0％）	8.5％未満 （下限7.5％）

※1　目標値は、あくまで目安。その人の年齢や発症してからの期間、低血糖の可能性などに加え、高齢者の場合は、認知機能や、日常生活がどれくらい自分でできるかなどを考慮し、個人それぞれに設定される。
※2　「手段的日常生活動作」とは、買い物や食事の準備、片付けなどの家事や、季節にあった服を選んだり、お金を管理するなど、複雑な日常生活での動作のこと。
※3　「基本的日常生活動作」とは、日常生活での基本的な動作、例えば、服を着る、移動する、入浴する、トイレへ行くなどの動作をいう。

出典◎『糖尿病診療ガイドライン2019』

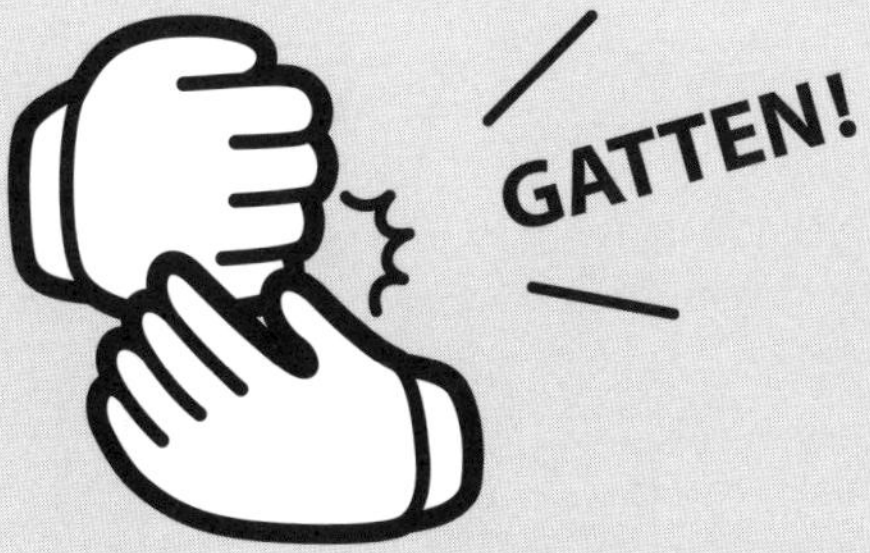

Part 2

食べ方を少し変えて血糖値を改善する

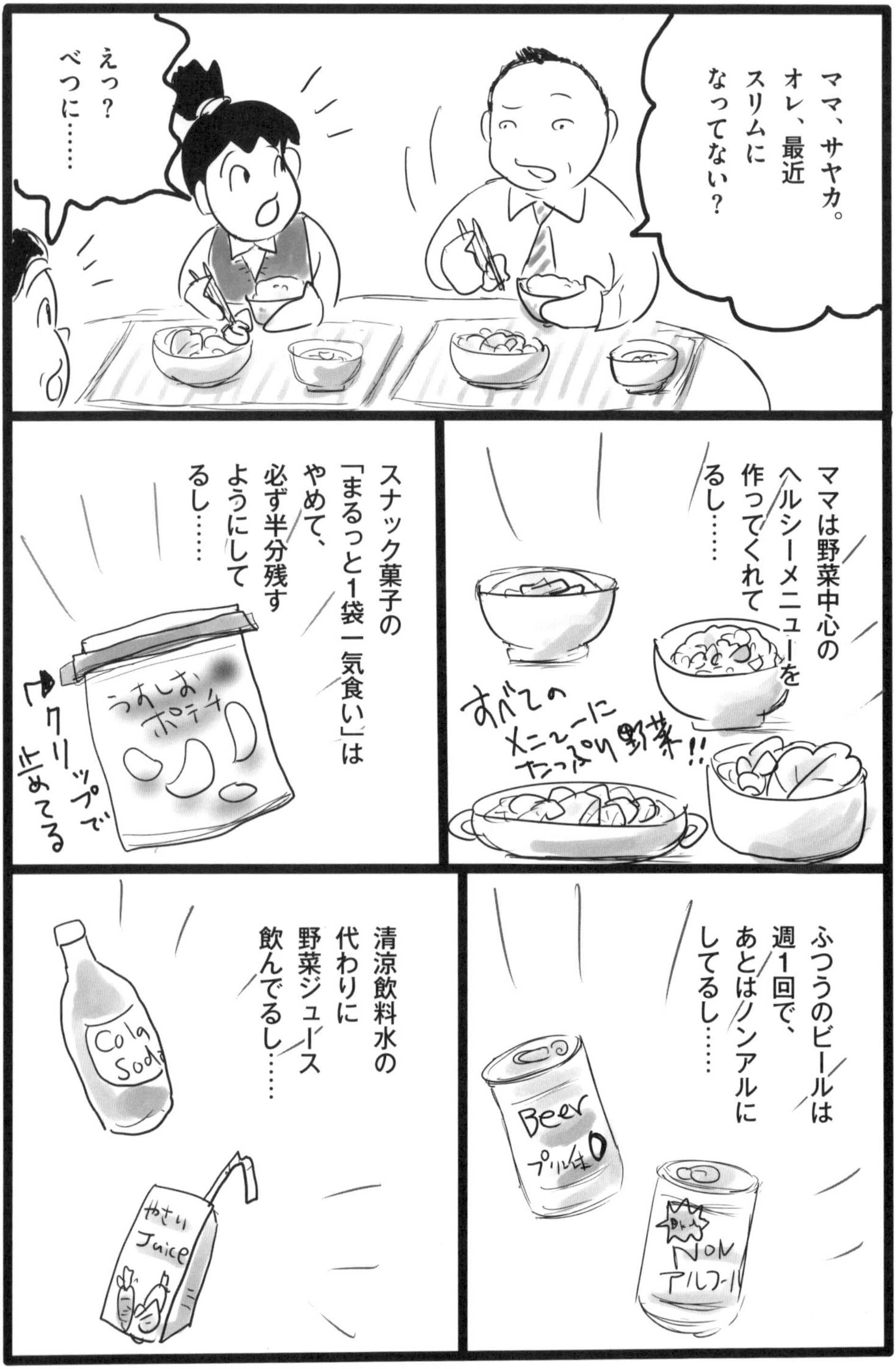
ママ、サヤカ。オレ、最近スリムになってない？
えっ？べつに……
ママは野菜中心のヘルシーメニューを作ってくれてるし……
すべてのメニューにたっぷり野菜!!
スナック菓子の「まるっと1袋一気食い」はやめて、必ず半分残すようにしてるし……
うすしおポテチ
クリップで止めてる
ふつうのビールは週1回で、あとはノンアルにしてるし……
Beer
NON
清涼飲料水の代わりに野菜ジュース飲んでるし……
Cola Soda
やさい Juice

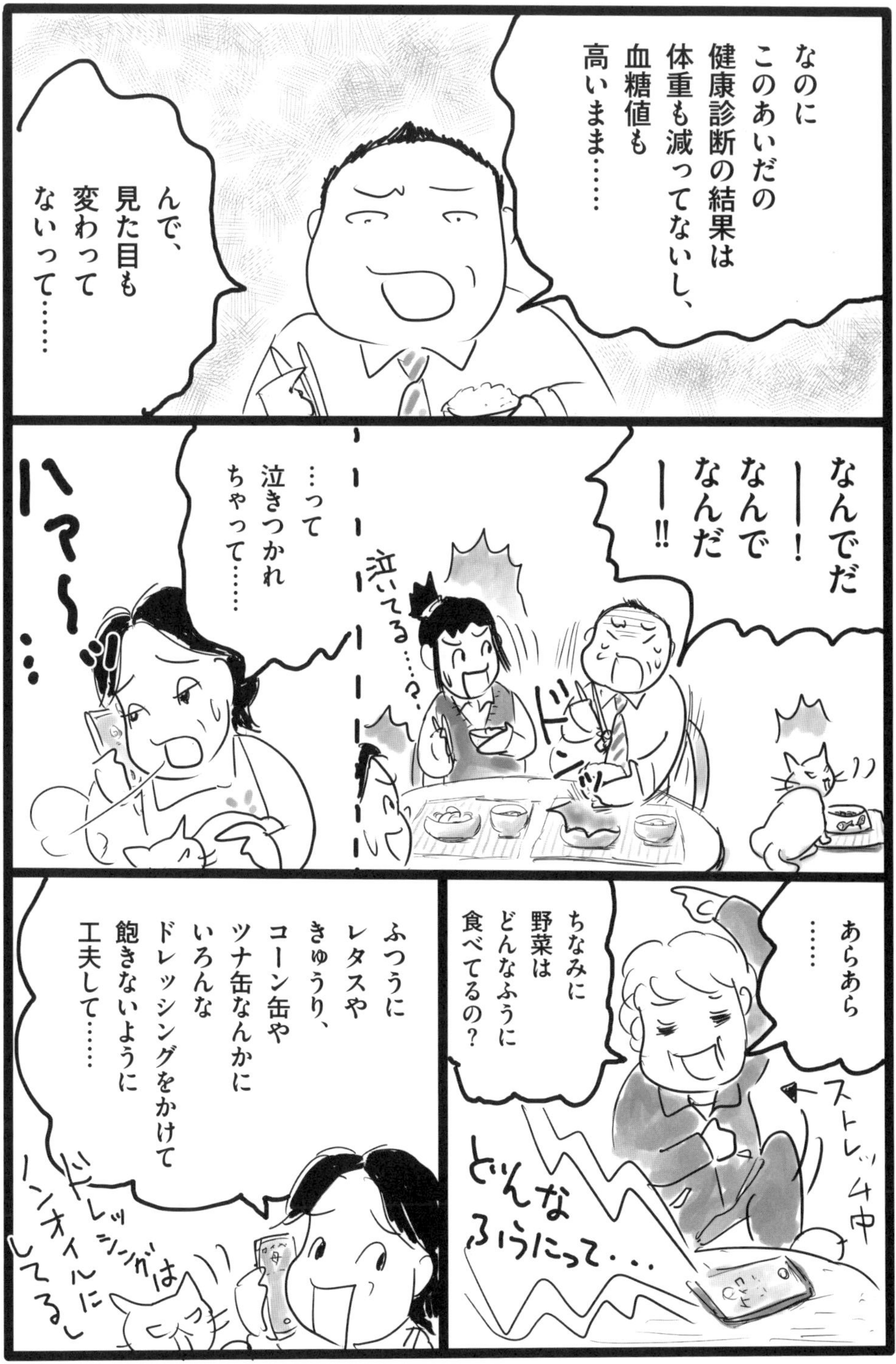
なのに
このあいだの
健康診断の結果は
体重も減ってないし、
血糖値も
高いまま……
んで、
見た目も
変わって
ないって……
なんでだ
ーー！
なんで
なんだ
ーー!!
ドンッ
泣いてる……？
…って
泣きつかれ
ちゃって……
ハァ～…
あらあら
……
ちなみに
野菜は
どんなふうに
食べてるの？
ストレッチ中
どんな
ふうにって…
ふつうに
レタスや
きゅうり、
コーン缶や
ツナ缶なんかに
いろんな
ドレッシングをかけて
飽きないように
工夫して……
ドレッシングは
ノンオイルに
してるし

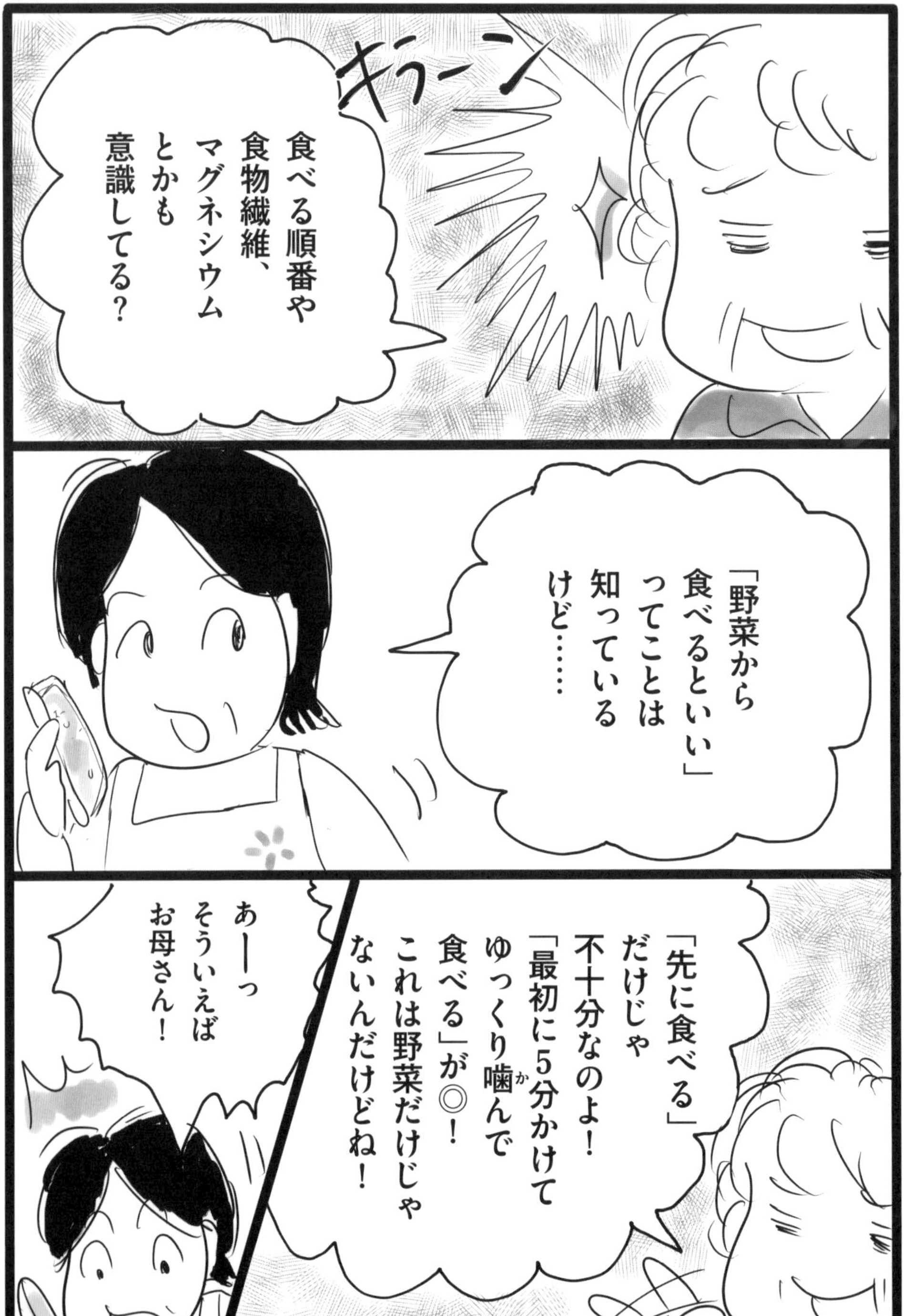
キラーン
食べる順番や食物繊維、マグネシウムとかも意識してる？

「野菜から食べるといい」ってことは知っているけど……

「先に食べる」だけじゃ不十分なのよ！「最初に5分かけてゆっくり噛《か》んで食べる」が◎！これは野菜だけじゃないんだけどね！

あーっそういえばお母さん！

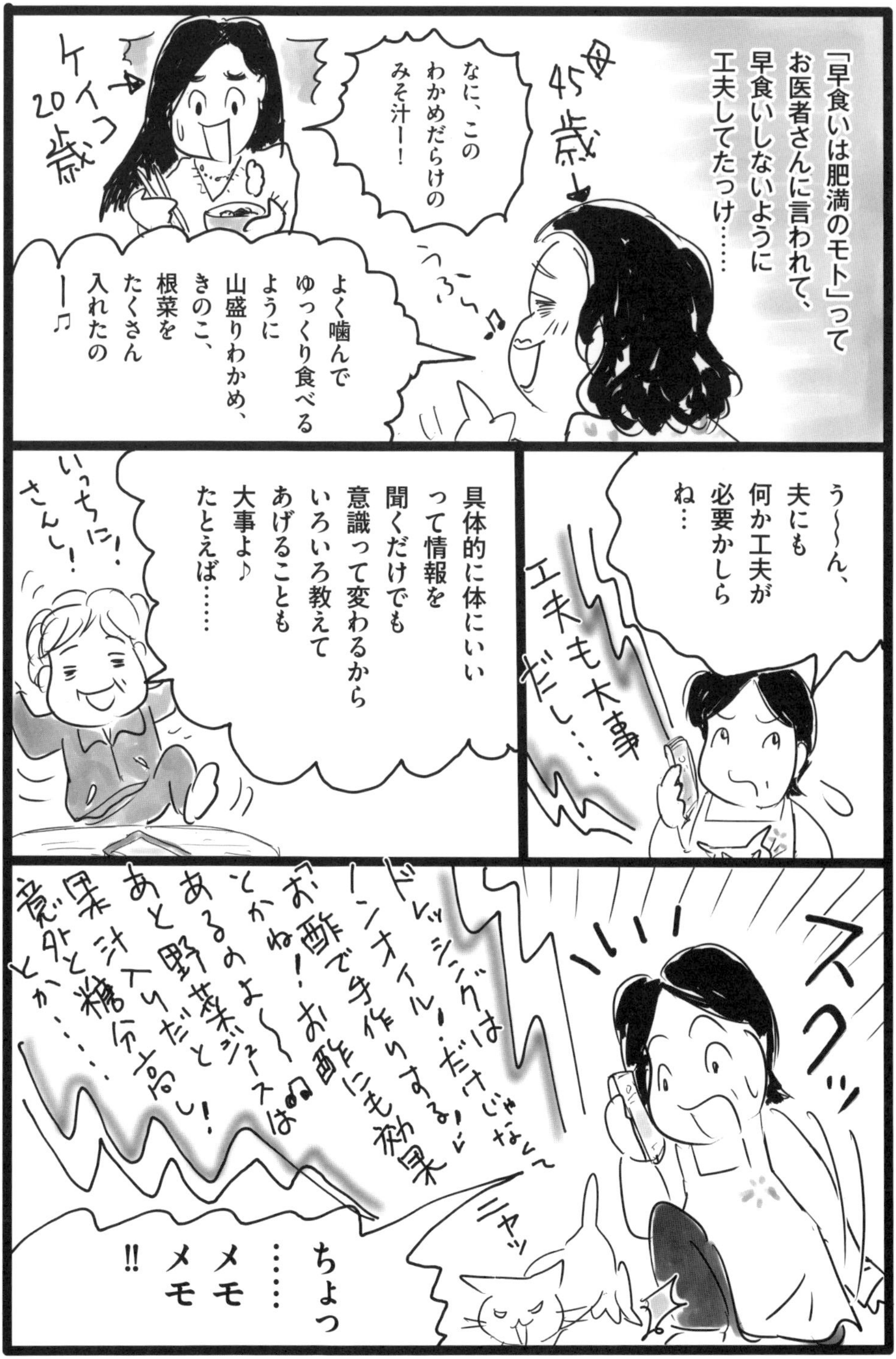
「早食いは肥満のモト」って
お医者さんに言われて、
早食いしないように
工夫してたっけ……
母 45歳
なに、このわかめだらけのみそ汁ーー！
ケイコ 20歳
うふ～♫
よく噛んでゆっくり食べるように山盛りわかめ、きのこ、根菜をたくさん入れたのーー♫
う～ん、夫にも何か工夫が必要かしらね…
工夫も大事だし……
具体的に体にいいって情報を聞くだけでも意識って変わるからいろいろ教えてあげることも大事よ♪たとえば……
いっちに！さんし！
スクッ
ドレッシングはノンオイル…だけじゃなくてお酢で手作りする！とかね！お酢にも効果あるのよ～
あと野菜ジュースは果汁入りだと意外と糖分高い！とか……
ニャッ
ちょっ……メモメモ!!

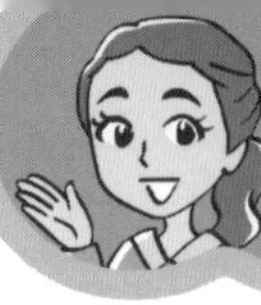

「野菜ファースト」のコツは〝食べる順番〟だけではなかった！

糖尿病改善の食事というと、「あれもダメこれもダメ」と制限されると思いがちですが、そんなに窮屈にしなくても、ラクに血糖値を上がりにくくするワザがあります。第一にお伝えしたいのが「野菜ファースト」。これまでは、野菜を一番始めに食べれば、食後の血糖値が上がりにくくなると言われてきました。ところが最新の研究では、「それだけでは不十分！」だとわかってきたのです。

新事実は、**最初に野菜を「5分かけて」「よく噛《か》んで」食べること！**

つまり、せっかく野菜を先に食べても、よく噛まずに早食いすると、効果が出にくい場合があるということ。糖尿病の人に実践してもらったところ、野菜を先に食べるだけでは、血糖値が思うように改善しない人もいました。

それは、どうしてでしょう。

「野菜ファースト」を実践すると、野菜に含まれる食物繊維が腸に届いて、脂質や糖

医療監修（52～53ページ）◎梶山静夫さん（医療法人社団啓政会梶山内科クリニック院長、京都府立医科大学客員講師）

質の吸収を抑えてくれる効果があります。でも早食いで、食物繊維が腸に届く前にご飯を食べてしまうと……。ご飯などの炭水化物は、すぐに消化・分解されてブドウ糖になり、腸に早く到達します。そのため、腸で食物繊維が効果を発揮する前に、糖が腸に着くことも考えられます。すると、血糖値は急上昇。これでは「野菜ファースト」をしても十分な効果は得られません。それを解決するための秘策が「5分かけて」「よく噛む」なのです。

ここで、「野菜ファースト」の本当のルールをお伝えしましょう。

① **最初に、野菜を5分かけて、ゆっくり噛んで食べる。**
つけ合わせや汁物の野菜などでもＯＫ。ご飯のいらない薄味に。

② **次に、肉や魚などのたんぱく質のおかずを食べる。**
たんぱく質が不足すると、血管がもろくなり、免疫力の低下・疲れやすさを招くことも。回避するため、しっかり補給を。

③ **最後に、ご飯やパン、めん類などの炭水化物を食べる。**
なお、いも類やかぼちゃ、れんこん、とうもろこし、豆類などは糖質を多く含むため、これらは「最初に食べる野菜」とは考えず、食べるのは最後に。

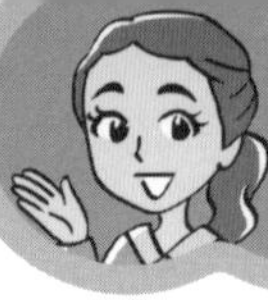

「ご飯の最後食べ」でインクレチン効果が高まる！

「インクレチン」とは、血糖値を下げる働きをするインスリンの分泌を促すホルモンのこと。食事をすると腸壁から分泌されるのですが、この効果を強力なものにするためには、〝腸のスイッチ〟がたくさん押されることが必要です。

腸には、インクレチンを分泌するためのスイッチのような役目をする細胞があります。いわば〝腸のスイッチ〟です。これが押されると、インクレチンが多く分泌され、インスリンも早く、多く出て、食後血糖値の急上昇を抑えることができると考えられています。

最近の研究では「ご飯よりも先に、魚や肉を食べたほうが腸のスイッチが入りやすい」ことが明らかになりました。「野菜ファースト」の本当のルール（53ページ参照）で紹介したように、ゆっくり5分かけて野菜を食べたあとに、魚や肉を食べ、最後に糖質が多い主食をとる食事は理にかなっているのです。

■ 魚→ご飯の順に食べたほうが、その逆に食べるよりインクレチンが多く分泌

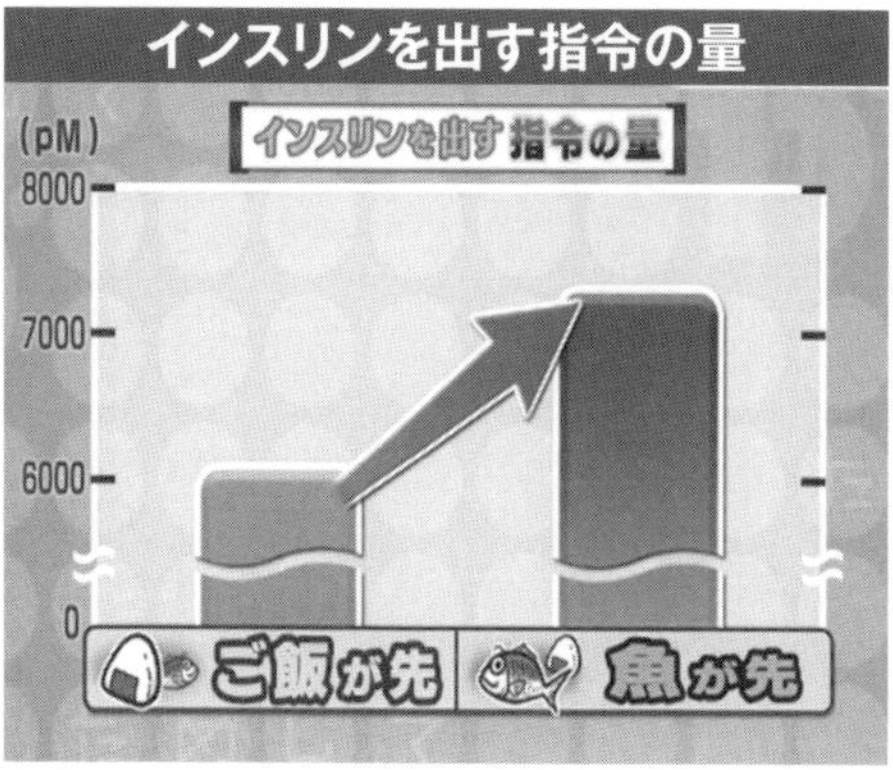

糖尿病患者を対象に、魚とご飯を食べる順番を変えて食事をしてもらった。すると、魚を先に食べたほうが、ご飯を先に食べるよりインクレチンが多く分泌されていた。

■ 食後血糖値の急上昇が抑えられる

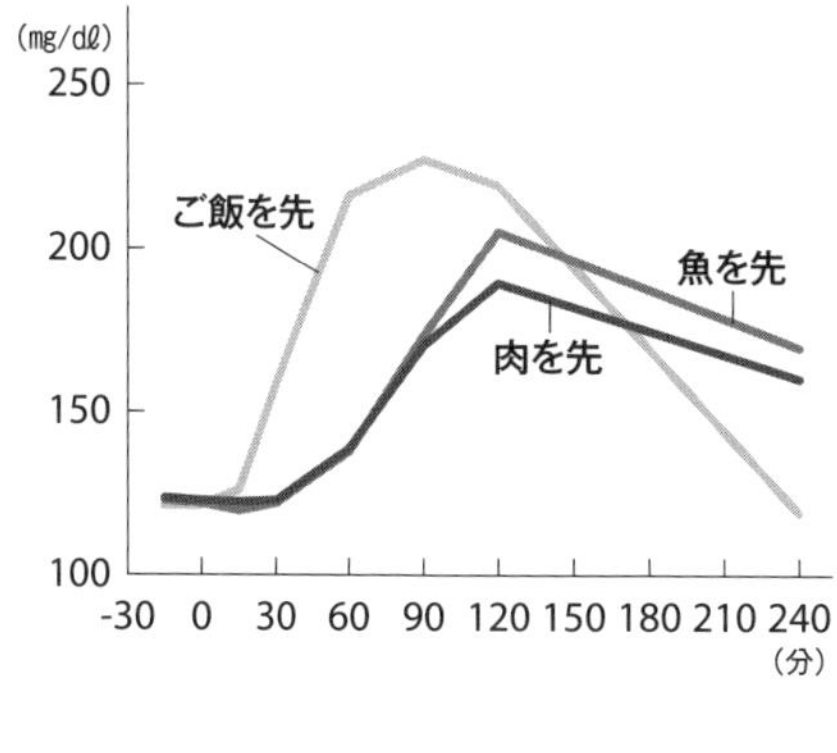

「魚→ご飯」「肉→ご飯」の順で食べたほうが、ご飯を先に食べるよりも食後血糖値の上昇がゆるやかに抑えられた。

出典（2つとも）◎Diabetologia. 2016; 59(3):453-61.

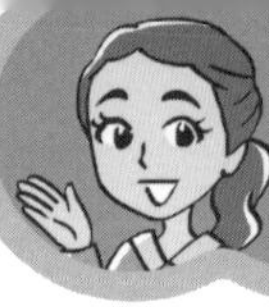

腸内環境を食物繊維で改善すれば、血糖値が上がりにくくなる

私たちの腸の中には、約１００兆個にも及ぶ腸内細菌がすみついています。その腸内細菌が、血糖値にも影響を与えることが明らかになってきました。

その立役者になるのが、54ページでも登場した「インクレチン」。食事をすると〝腸のスイッチ〟がオンになり、腸壁からインクレチンが分泌。そして、すい臓に「血糖値を下げるためにインスリンを出せ」と指令を出します。

じつは、体によい作用をもたらす腸内細菌が増えると、この腸のスイッチが増え、スイッチも押されやすいことがわかってきています。インクレチンがスムーズに分泌されると、その指令がすい臓にしっかり届き、早い段階ですい臓がインスリンを分泌する準備が整って、食後も血糖値が上がりにくくなります。

体によい腸内細菌を腸内に増やすためには、腸内細菌のエサとなる食品を積極的に食べることがポイント。その代表選手が、水に溶けやすい**水溶性食物繊維**です。

■ 食事で腸内環境が変化し血糖値改善

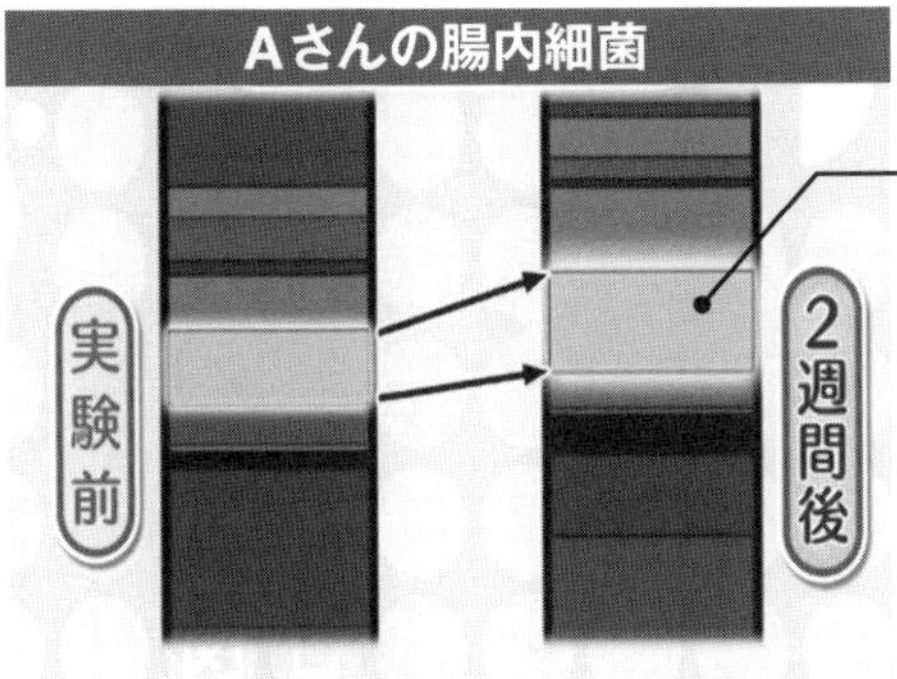

糖尿病体質の人が、水溶性食物繊維の多い食事を2週間続けるとよい腸内細菌が増えた。

実験協力◎慶應義塾大学病院

水溶性食物繊維をとる習慣が身につくと、体によい腸内細菌が増加。その結果、腸内環境が整い、インクレチンがスムーズに分泌されやすくなるのです。

水溶性食物繊維は、糖質の吸収を穏やかにして食後の血糖値の急上昇や動脈硬化を防ぐ働きも発揮します。食事の最初に、水溶性食物繊維が豊富なおかずを食べれば、あとで食べる主食の糖質が腸に吸収されにくくなり、食後の血糖値の急上昇を防いでくれることになります。

腸内環境が改善してきたサインとして参考になるのが、便通。便通がよくなった、便の量が増えたなどの変化が現れたら、改善してきた目安です。そのまま続けてみてください。

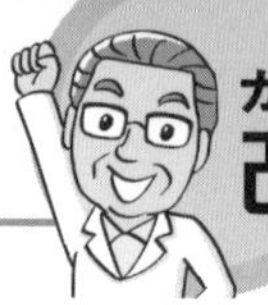

水溶性食物繊維の豊富な「野菜・海藻・きのこ料理」をプラス！

水溶性食物繊維は、体によい腸内細菌の大好物！　日々の食事に意識して加えるだけで、腸内環境が整い、血糖値の改善に導いてくれます（56ページ参照）。

水溶性食物繊維は、野菜や海藻類、きのこ類などに豊富に含まれます。噛みごたえやボリュームのあるものが多く、日ごろ食べすぎがちな人は、ぜひ積極的に食べましょう。これらはカロリーも低いので安心です。

なお、腸内にある１００兆個もの腸内細菌は種類によって異なる役割があり、好物のエサも違います。多種多様な腸内細菌を腸内にキープしておくためには、いろいろな野菜や海藻類、きのこ類を偏らずに食べることも大切です。

ヨーグルト、納豆、みそ、ぬか漬け、キムチなどの発酵食品も、体によい腸内細菌のエサになります。ただし、みそやぬか漬けなど、塩分が多いものは、食べる量に注意しましょう。

水溶性食物繊維が豊富な食材の例

水溶性食物繊維は、水分を含むと粘性を増すため、腸内をゆっくり進みます。
すると、食べたものの消化も遅くなるので、その作用も食後血糖値の抑制に働きます。

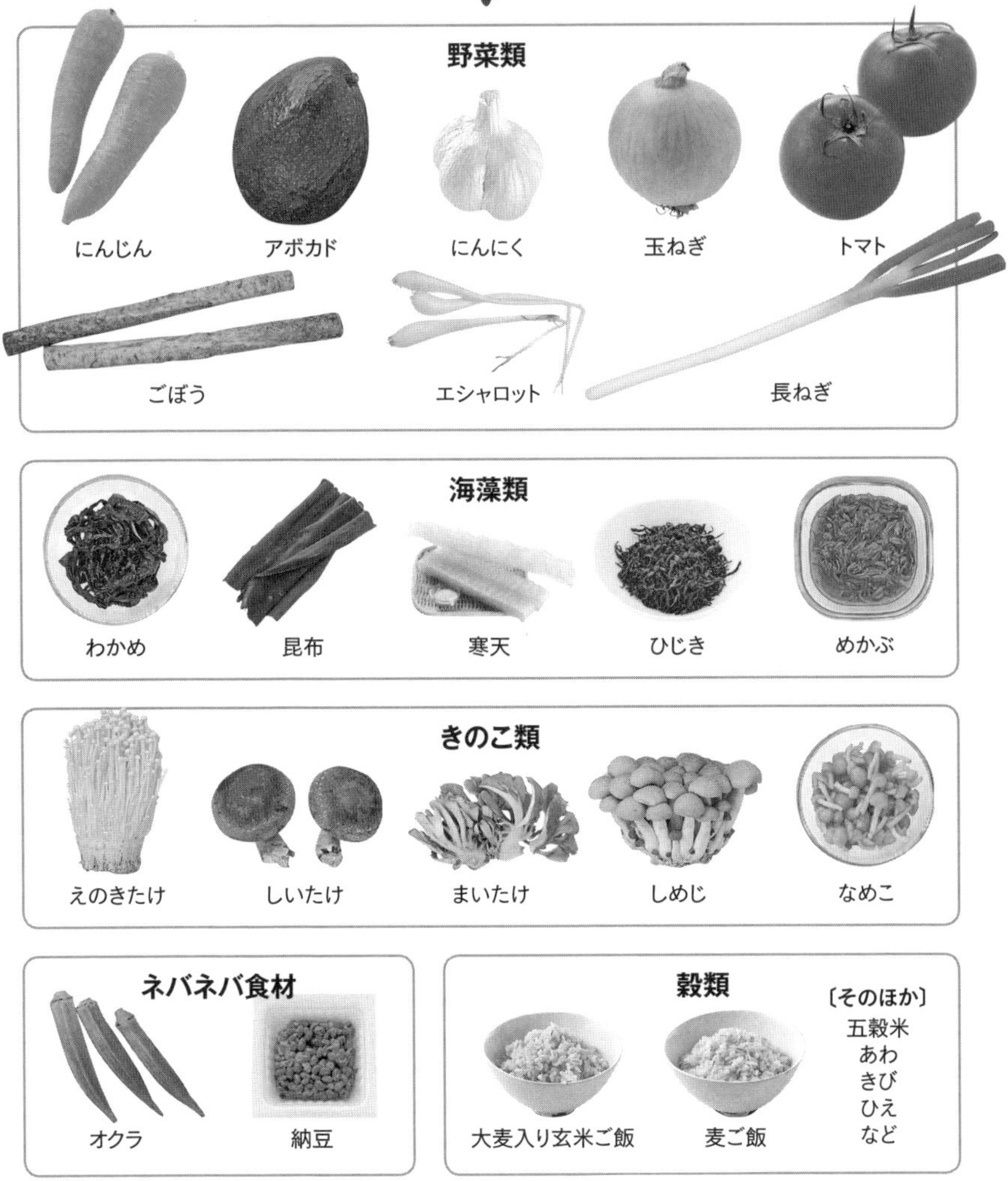

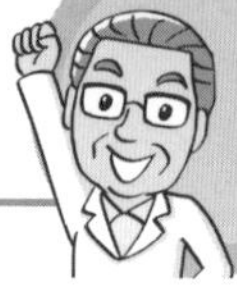

レジスタントスターチ効果を「生の長いも」でたっぷりとり入れる

「レジスタントスターチ」は日本語に訳すと「難消化性でんぷん」といいます。消化されにくいでんぷんのことで、食べてもあまり消化されずに大腸まで届き、善玉菌のエサになります。エサを食べて元気になった善玉菌から放出された物質は体内に吸収され、中性脂肪やコレステロールの減少につながると期待されています。

また、**糖質を含む食べものとレジスタントスターチを一緒にとると、糖の吸収が穏やかになり、血糖値の急上昇を抑える効果も期待できます。**そのため、今大注目されているのです。

米やあずき、いも類、とうもろこし、パスタなど、でんぷんを多く含む食材に含まれていますが、加熱すると大きく減少するため、「生」で食べられる食材であれば、より効果的にとり入れられます。そこで注目したいのが「長いも」です。

ある研究で、生の長いもに含まれるレジスタントスターチの量を調べたところ、ゆでて加熱した場合と比べて、7倍もの量が含まれていることがわかりました。ほかに

医療監修（60～61ページ）◎早川享志さん（岐阜大学名誉教授、名古屋女子大学短期大学部特任教授）

も、山いも類の、ジネンジョ、ツクネイモ、イチョウイモなども生で食べられ、レジスタントスターチが豊富に含まれています。

「生の長いも」を使った代表的な料理といえば、洗って短冊状に切るだけと簡単な「長いも短冊」や、すりおろしていただく「とろろ」でしょう。皮がうすいため、皮ごとでも風味が増して楽しめます。番組で紹介した「長いもジュース」もおすすめです。

ただし、消化されやすいでんぷんも含まれているため、とりすぎは禁物。たくさん食べすぎると、体重の増加につながる可能性があります。長いもの場合は、１日に小鉢１杯分（約１００g）が目安。食物繊維の不足分を補う感覚で、いつもの献立にとり入れてみてください。

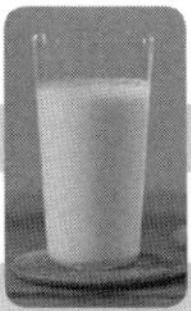

番組で紹介されて、大好評！　長いもジュース

皮をむかずに簡単に作れるので、朝食にもぴったりです。

材料(2人分)

長いも（皮つきがおすすめ）100g、牛乳100g、バナナ100g。

作り方

すべての材料をミキサーに入れる。よく混ざったら完成。
バナナの代わりに、リンゴやパイナップルを入れるのもおすすめ。
時間がたつと味が落ちるので、作りたてを味わって。

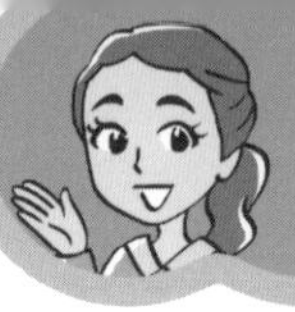

マグネシウムの摂取で、血糖値を下げる酵素パワーがアップ！

マグネシウムは、鉄やカルシウム、亜鉛などと同じミネラルの仲間。名前は知られているマグネシウムですが、じつは病気や不調を予防してくれる秘めたパワーを備えていることは、まだあまり知られていないようです。

血管の近くの細胞にある酵素は、血管内の糖を細胞にとり込み、血糖値が上がりすぎないように調整しています。マグネシウムは、この酵素をパワーアップする働きがあり、マグネシウムによって糖が細胞にたくさんとり込まれると、血糖値の上昇が抑えられ、糖尿病の予防に役立つと考えられているのです。

九州大学が約２０００人の日本人を対象に約21年間にわたり行った追跡調査では、１日あたりのマグネシウムの摂取量が多い人は、少ない人に比べて糖尿病の発症率が約４割も減っていたと報告されています（次ページグラフ参照）。そのほか、高血圧や心臓病、片頭痛、スタミナ不足などの予防にも効果的といわれています。

ところが、**多くの日本人がマグネシウム不足に陥っているのが現実**です。

医療監修（62〜63ページ）◎長谷部直幸さん（旭川医科大学内科学講座循環・呼吸・神経病態内科学分野名誉教授）

じつは、現代の日本人にありがちな2つのことが、マグネシウム不足に拍車をかけているのです。

そのひとつが、食生活の欧米化の影響。和食ではおなじみの、マグネシウムを豊富に含む大豆製品や海藻、雑穀などを食べる量が減ってきているからです。

もうひとつは、ストレスの影響です。ストレスがかかると腎臓の働きが低下し、尿から多くのマグネシウムが排泄《はいせつ》されてしまいます。

血糖値が高い人は、意識してマグネシウムをとり、ストレスを遠ざける工夫を心がけることも大切です。マグネシウムの補給の上手な方法は、次ページにまとめました。

■ マグネシウムの摂取量と日本人の糖尿病の発症率の変化

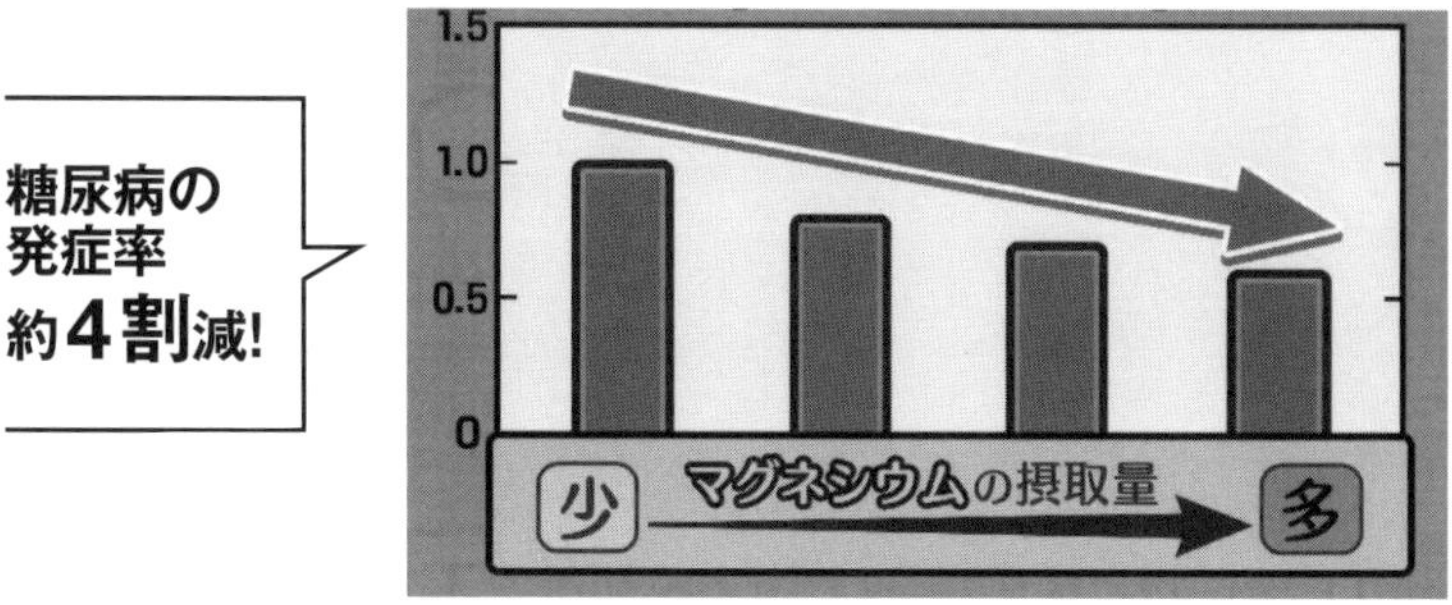

出典◎Hata et al,DIABETIC Medicine 2013

「大きめに切ってそのまま」食べる！
マグネシウムの上手なとり方

マグネシウムは水に溶けやすいため、マグネシウムを含む食材を細かく切って水にさらしたり煮たりすると、栄養が水に流れ出てしまいます。調理するときには、できるだけ大きめに切り、なるべくそのまま食べる方法がおすすめ。

たとえば、マグネシウムの豊富な豆腐やわかめ、ほうれん草をみそ汁の具にして、主食を玄米に変えれば、マグネシウムの総量は約１００mgになります。みそ汁は、マグネシウムが溶け出ている汁を飲むのも大事です。ただし、塩分のとりすぎには注意してください。

マグネシウムが含まれるバナナと豆乳、きな粉をミックスしたジュースなら、コップ１杯でマグネシウムが１１０mg補えます。

また、さけやあじ、まいたけやしいたけなど、ビタミンDの豊富な食材と一緒にとれば、マグネシウムの体内への吸収を助けてくれるので、効率よくマグネシウムをとることができます。

医療監修（64～65ページ）◎長谷部直幸さん（旭川医科大学内科学講座循環・呼吸・神経病態内科学分野名誉教授）

■ マグネシウムがとりやすい食材例　➡ mg ＝マグネシウム含有量

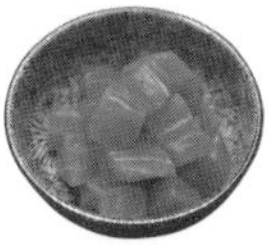

まぐろ
70 g（刺身約5～6切れ）
➡32 mg

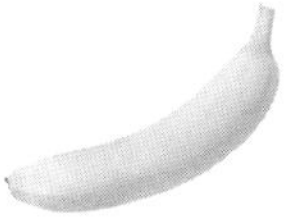

バナナ
100 g（約1本）
➡32 mg

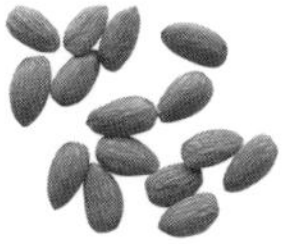

アーモンド
10 g（約10粒）
➡29 mg

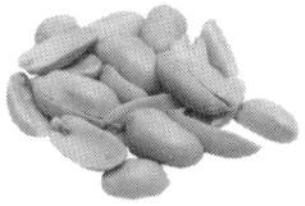

落花生
17 g（約20粒）
➡29 mg

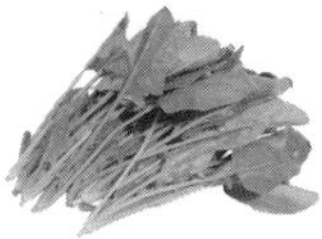

ほうれん草
100 gをゆでたもの
➡28 mg

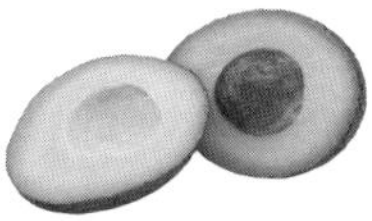

アボカド
70 g（約1/2個）
➡23 mg

玄米
67 g（茶碗約1杯分）
➡69 mg

生そば
120 g（1人分）
➡62 mg

生かき
80 g（約3～4個）
➡52 mg

あさり*
30 g（約10個）
➡30 mg

ピュアココア
5 g（カップ約1杯分）
➡22 mg

乾燥ひじき
5 g（約1食分）
➡16 mg

のり
3 g（焼きのり約1枚）
➡9 mg

乾燥わかめ
1 g（みそ汁約1杯分）
➡11 mg

＊煮汁も一緒にとれる調理がおすすめ。

おすすめちょい足し

絹ごし豆腐
（150 g）
➡75 mg

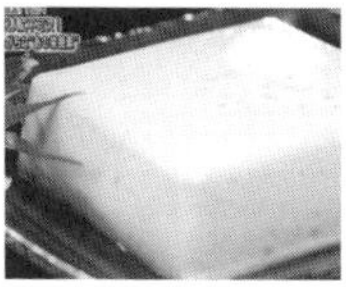

たとえば冷ややっこなら約半丁で、女性の1日の平均不足分が補える。

納豆
（50 g）
➡50 mg

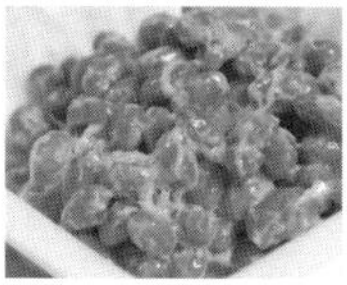

約1パックで、女性の1日の平均不足分が補える。

出典◎『日本食品成分表2020 七訂』
（2020年2月発行の改訂版に基いた数値を記載しています）

※腎臓の機能が低下している人は、医師に相談してからとるようにしてください。
※サプリメントでマグネシウムをとる場合は、記載された目安量を守り、とりすぎに注意してください。

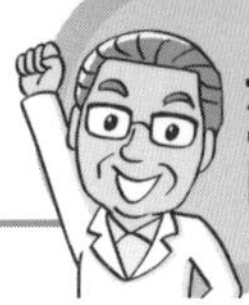

「オクラのネバネバ」が血糖値の上昇を約3割セーブした！

オクラのネバネバ（水溶性食物繊維）には、血糖値の上昇を抑えて糖尿病を防ぐ効果があるといわれます。その理由のひとつは、ネバネバのジェル状の繊維が食物を包み込み、糖の吸収を穏やかにしてくれるため。つまり、ネバネバが強ければ強いほど、糖質を包み込む力もパワーアップすると考えられています。番組の実験では、血糖値の上昇を約3割も抑えるという結果も出ました。

そこで、オクラの〝ネバネバ増強作戦〟！　ひとかたまりに持ち上がるほど強力な「〝超ネバネバ〟オクラ」を作ってみましょう。ポイントは3つ。

●生のまま

●細かく刻んで細胞壁を壊す

●水と合わせて、ネバネバ成分を外に出す

生だと成分を効率的に摂取でき、風味も楽しめます。細かく刻むことで、細胞壁の中にしまい込まれている成分がたくさん引き出されます。さらに、水溶性食物繊維は

医療監修（66～67ページ）◎矢部大介さん（岐阜大学医学部附属病院糖尿病代謝内科教授）

水と合わさると、より引き出されて、粘りを強くする性質があります。

数あるネバネバ食材のなかでも、オクラは糖質量が少ないのも、おすすめの理由です。もちろんご飯にかけたり、そうめんと一緒に食べたりしても、炭水化物の糖質を包み、血糖値の上昇を穏やかにしてくれます。

最強のネバネバ度を手に入れたオクラは、調味料を足してそのまま食べることに加え、トッピングとしてアレンジするのも自在です。お好きな料理に加えてください。

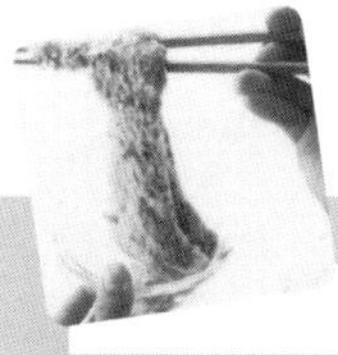

“超ネバネバ”オクラの作り方

①細かく刻む

オクラは水洗いし、生のままみじん切りにする。ヘタの下からとがった先までタテに切れ目を数本入れておくと細かく刻みやすい。

②水を加える

①をボウルに入れ、オクラ５本に対して大さじ２の水を加える。

③混ぜる

箸で１分ほどかき混ぜる。粘りが出て、かたまりのように持ち上げられるようになったら完成。

※フードプロセッサーを使う場合は、生のオクラ（刻まない）と水を合わせてフードプロセッサーにかける。
※冷蔵庫で保存できるが、変色してくるので、１回で食べきれる分ごと作るのがおすすめ。

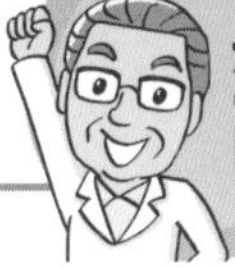

毎日「大さじ1杯のお酢」をとる。お酢が苦手なら、まろやか「昆布酢」で！

糖尿病で気をつけたいのは合併症のリスクです。そのひとつが、高血圧。

高血圧を予防するには、食塩の摂取量を減らすことも課題のひとつですが、料理に「お酢」を使うと、塩分を減らしても満足感を得やすくなり、「減塩」につながります。また、お酢の主成分である「酢酸」が代謝されるときにできるアデノシンという物質が血管を広げ、血圧の上昇を抑えると考えられています。実際に、高血圧の人がお酢を大さじ1杯（15ml）摂取しつづけると、血圧が下がり、摂取をやめると効果がなくなったという研究結果も報告されています。

なお、酢酸には血糖値の上昇をゆるやかにする効果があると報告されています。食事にお酢をとり入れることで、食後血糖値の上昇を抑える働きも期待できます。

こうした効果を健康に生かすためには、「毎日大さじ1杯のお酢」をとることがお

医療監修（68～69ページ）◎稲垣暢也さん（京都大学医学部附属病院糖尿病・内分泌・栄養内科教授）

すすめです。たとえばきゅうりとわかめの酢のもの（巻末の料理ページ参照）などの料理に使うのはもちろんのこと、水や炭酸水で割って飲むのもよいでしょう。

なかには、お酢のツンとした酸味が苦手な人もいるかもしれません。その場合は、牛乳に加えて飲んだり、加熱料理に使ったりすると、酸味が抑えられ、とりやすくなります。

ガッテン流の「昆布酢」の作り方を下に記しました。これを作って常備しておくのもよい方法です。昆布のうまみでまろやかな味わいになるのに加え、カルシウムの吸収率もアップします。

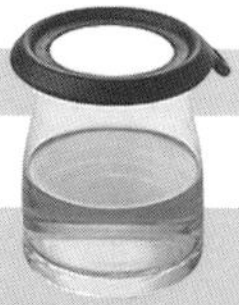

ガッテン流「昆布酢」の作り方

※昆布酢は、冷蔵庫で約２週間保存可能。

①　材料を用意する

だし用昆布10gと市販の穀物酢100mlを用意。酢の種類は米酢がおすすめだが、好みのものでよい。

②　酢に昆布を入れる

ふた付きのガラス容器などに酢を入れ、適当に切っただし用の昆布を入れていく。そのまま1時間漬けておく。

③　昆布を取り出す

長く漬けすぎると昆布の苦味やアクが出てしまうので、1時間を目安にして昆布を取り出す。ふたをして保存する。

※昆布酢は、冷蔵庫で約２週間保存できます。

「1日1食」、「ご飯を食べない」など極端な食事制限をしない！

血糖をコントロールするうえでは、食事の量や糖質の摂取量を上手に管理することが大切です。とはいえ、極端に制限すると、糖尿病を改善するどころか健康を損ねることにもなりかねません。

たとえば、1日1食など、食事の回数を減らすのはどうでしょうか。

たしかに、回数を減らせば1日あたりの食事量が抑えられ、減量につながりそうにも思えます。けれど、強い空腹感をともなうので、ドカ食いや早食いをしてしまいやすくなります。加えて、体は食事の回数が減ると、1回の食事でしっかり栄養を吸収しようとするので、脂肪をため込みやすい体質になり、かえって太ってしまうことも。食事の間隔が大きく開くと、食後血糖値が急上昇しやすくなります。また、たった1食では体に必要な栄養分が摂取できず、低血糖を起こす危険もあります。

では次に、糖質の摂取量を抑えるため、食事の際に主食の「ご飯」を抜くのはどう

医療監修（70～71ページ）◎稲垣暢也さん（京都大学医学部附属病院糖尿病・内分泌・栄養内科教授）

でしょうか。

こちらも一時的には、血糖値が上がりにくくなるなどの効果が出るかもしれません。けれど、主食であるご飯を抜くと、主菜の摂取量は増えてしまいがち。とくに、肉などの動物性脂肪を多く含む食品の摂取量が増えると、肥満のほか、動脈硬化のような深刻な健康トラブルを招きやすくなります。また、糖をおもなエネルギー源とする脳や赤血球にも悪影響を及ぼすことも考えられます。

そのため、食事の量や糖質の量を減らしたい場合は、「極端な制限はしない」、「１食あたりのご飯はお茶碗に〝軽く〟１杯（約１５０ｇ）にする」、「糖質が豊富ないも類がメニューにあるときは、ご飯の量を減らす」など、工夫しながら、１日３食、バランスよくとるほうが効果的です。

糖尿病の薬のなかには、糖質制限とあわせると危険なものもあるため、まずはかかりつけ医に相談してみてください。

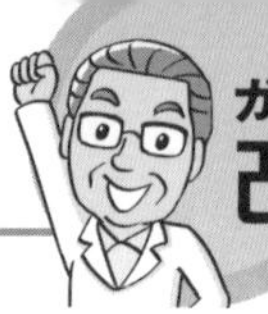

ガッテン流〝お箸の作法〟で「よく噛んで、ゆっくり食べる」習慣を

1回の食事にどれくらいの時間をかけていますか？　食後の血糖値の上昇を抑えるためには「ゆっくり噛んで、ゆっくり食べる」ことも効果的です。その習慣を身につけるためにおすすめなのが、番組で紹介していた「お箸の作法」です。

「お箸の作法」とは、ひと口ごとに箸を置き、じっくり噛む時間を作る食べ方です。それによって、次から次へと食べ物を口に入れて、つい食べすぎてしまうのを防ぐことができます。

また、食べ物が口に入っているときは、口の中にある食べ物に意識を向けてしっかりと実感し、ひと口ひと口を認識することも大切です。そうすることで、自然とひと口あたりの咀嚼回数を増やすことができます。唾液や消化酵素の分泌も活発になって、食べたものが胃や小腸で消化・吸収されやすくなります。また、食事のスピードがゆるやかになり、満腹中枢が刺激されて食欲が抑えられます。脳の満腹中枢は15～20分かけて刺激されるため、それ以上の時間をかけて食べるようにしましょう。

医療監修（72～73ページ）◎稲垣暢也さん（京都大学医学部附属病院糖尿病・内分泌・栄養内科教授）

理想は「ひと口につき30回噛む」ことですが、口に入れるたびに数えるのはなかなか大変なもの。たとえば「いつもより5回多く噛んでから飲み込む」など、無理のない範囲で少しずつ咀嚼回数を増やしてみてください。

ご自身のふだんの食事を振り返ってみて、もし15分以内に食べ終わっているようなら、それは「早食い」です。早食いは胃腸に負担をかけるだけでなく、食べすぎになりやすく、またそれにより、肥満や食後血糖値の急上昇を招いてしまいます。ゆっくり食べる習慣を身につけましょう。

〝お箸の作法〟の極意

1 ひと口ごとに箸を置き、満腹度を自分に問いかける

2 食べ物を口に入れたら、箸を置くまで噛み始めない

3 箸を置いてからゆっくり噛んで飲み込む

嗜好品とのつき合い方 4つのNG！

血糖値のコントロールを難しくさせるのが、嗜好品。魅惑的なもののため心がゆらめき、「つい……」となってしまいがちです。注意しながらつきあっていきましょう。その代表的なものを左ページにまとめました。よく言われていることなので、「わかっています！」という人も多いかと思いますが、現実的にはなかなか守れないという人も……。あらためてここでなぜ血糖値に悪影響を及ぼすのか詳しく説明しますので、ご熟読ください。

ほかにも、「主食を玄米に変える」、「白い砂糖はやめる」、「魚に含まれる油やオリーブ油（ともに不飽和脂肪酸）と比べ、牛脂やラードといった〝常温で固まる脂（飽和脂肪酸）〟には気をつける」、「発酵食品と食物繊維を一緒にとる工夫を」など、お伝えしたいことはまだまだあります。大切なのは、少しずつ〝健康的な習慣〟を身につけること。まずは本書でお伝えしている「改善ワザ」から実践してみてください。

医療監修（74～75ページ）◎稲垣暢也さん（京都大学医学部附属病院糖尿病・内分泌・栄養内科教授）

✕ 菓子パンや総菜パンをよく食べる

砂糖やバター、油などを多く含むので、血糖値の急上昇や体重増加を招きやすいもの。総菜パンには、塩分調味料がたくさん使われているものもあります。これだけで食事を済ませていると、塩分のとりすぎに加え、野菜不足により食物繊維やビタミンなど、体に大切な栄養素も不足してしまいます。

✕ タバコを吸う

糖尿病のリスクだけでなく、動脈硬化や腎臓病などの合併症のリスクも高めるのが「喫煙」です。糖尿病以外の病気にも悪影響を及ぼすため、禁煙を。タバコを吸わない人も、喫煙者が出す副流煙が影響を及ぼすこともあります。注意してください。

✕ 毎日、甘い飲み物をとる

サイダーなどの甘い炭酸水や甘い清涼飲料水には「単糖類・二糖類」が多く含まれています。これらは糖類のなかでも体内に吸収されやすいもので、血糖値を急激に上げて、中性脂肪を体にため込む原因になります。水分補給はなるべく水やお茶など、無糖のものを選ぶようにしましょう。

✕ 毎日好きなだけお酒を飲む

血糖値をきちんとコントロールできているのなら、1日350㎖程度のビールを飲むのであればそれほど問題はないでしょう。ただし、空腹時やのどが渇いているときは避けること。焼酎やウイスキーのような糖質が少ないお酒を選び、ゆっくり、適量を楽しみましょう。

GATTEN! COLUMN

私たち、おいしく食べて、“糖尿病体質”を改善！

毎日腸内細菌に“エサ”をやるという気持ちが大事！

２週間で血糖値が
154mg/dℓ ▶ 118mg/dℓに改善

落合康司さん（54歳※）

「血糖値を下げる腸内細菌の“エサ”になる」と聞いて、水溶性食物繊維の多い野菜やきのこのおかずを増やしました。調理しやすいトマトとキャベツを中心に、旬の野菜は常備。簡単に作れるサラダやあえもの、炒めものなど。「エサをやらなければ」と思うと続くものですね（笑）。たっぷり食べて、血糖値が下がるとは、うれしい発見でした。

たった2週間で血糖値が改善！

２週間でグリコアルブミン値が
13.1％ ▶ 11.9％に改善！

森重真之助さん（46歳※）

野菜を積極的に食べる習慣はなかったのですが、４年前に糖尿病予備群になり、“腸にエサをあげる”意識で、毎日野菜を食べるようにしました。よく活用した食材は、もやし、玉ねぎ、キャベツ、わかめなど。葉野菜は、電子レンジでしんなりさせてたっぷりと。２週間後には血糖値の状態を表すグリコアルブミンの数値が13.1％から11.9％に下がり、体重は２kg減りました。

「食べて糖尿病改善！ 医師も驚がく最新ワザ」（2015年6月10日放送）より
※実践者の年齢は取材当時のものです。

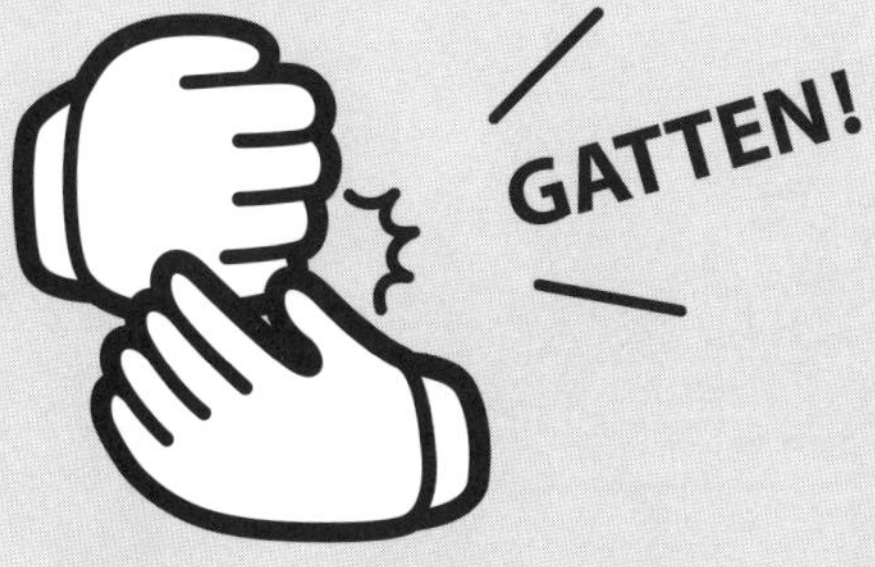

Part 3

ラク～で軽い**運動**で血糖値を改善する

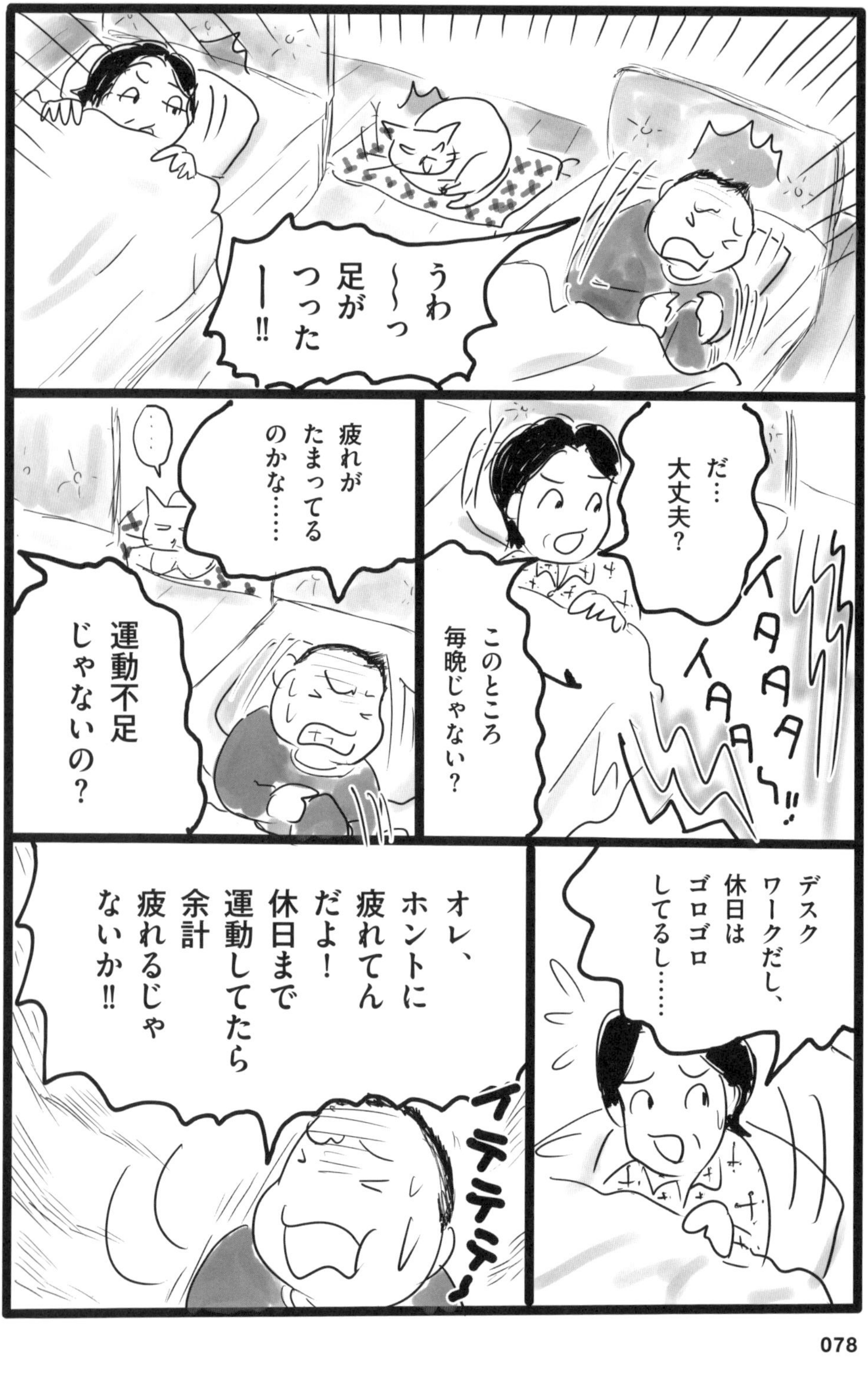

うわ〜〜っ 足がつったーー!!
だ…大丈夫？
イタタタ
イタタタ〜!!
このところ毎晩じゃない？
疲れがたまってるのかな……
…
運動不足じゃないの？
デスクワークだし、休日はゴロゴロしてるし……
オレ、ホントに疲れてんだよ！休日まで運動してたら余計疲れるじゃないか!!
イテテテ〜

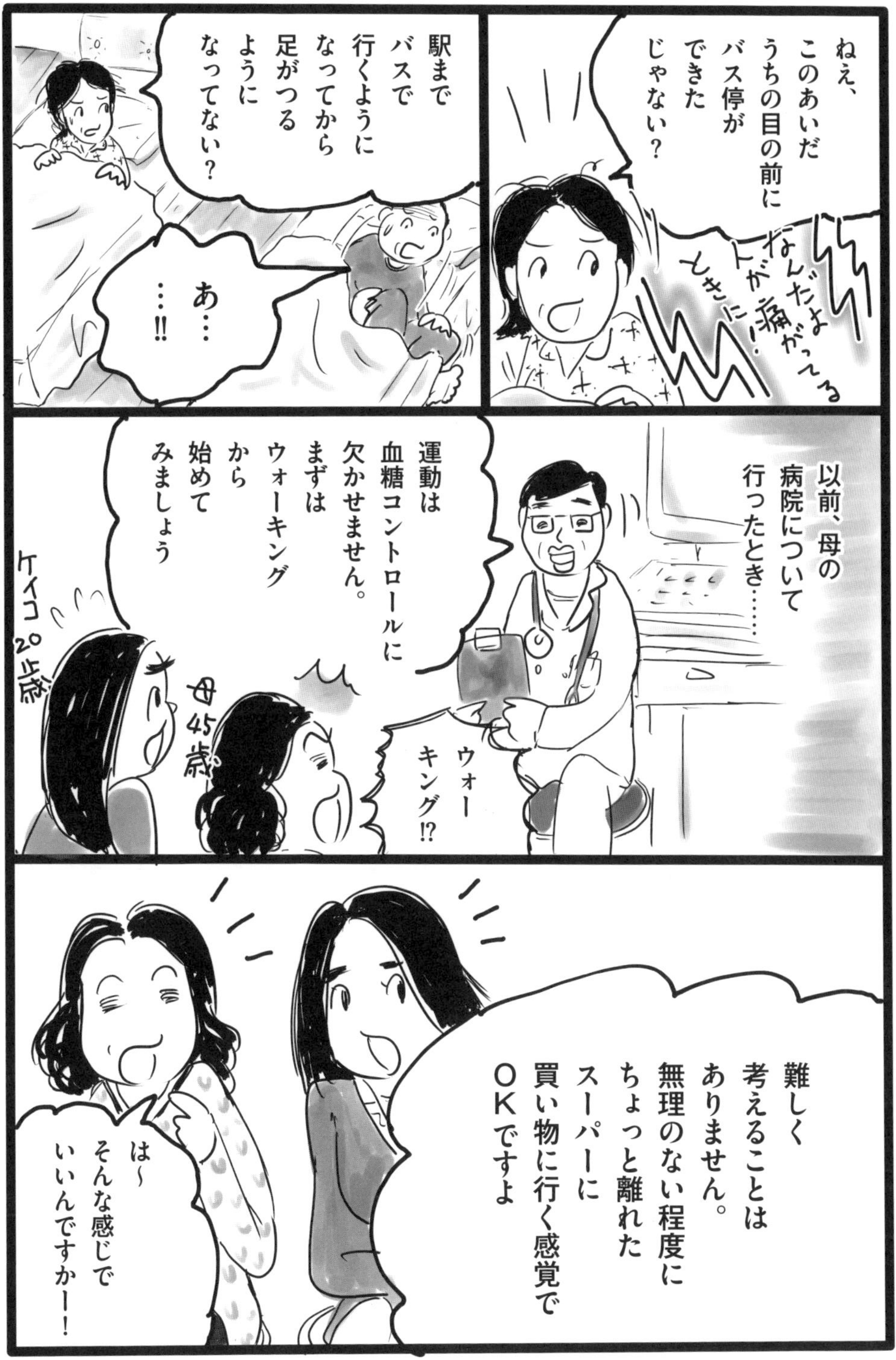
ねえ、このあいだうちの目の前にバス停ができたじゃない？
なんだよ
が痛がってるときに！
駅までバスで行くようになってから足がつるようになってない？
あ…………‼
以前、母の病院について行ったとき……
運動は血糖コントロールに欠かせません。まずはウォーキングから始めてみましょう
ケイコ20歳
母45歳
ウォーキング⁉
難しく考えることはありません。無理のない程度にちょっと離れたスーパーに買い物に行く感覚でＯＫですよ
は～そんな感じでいいんですかー！

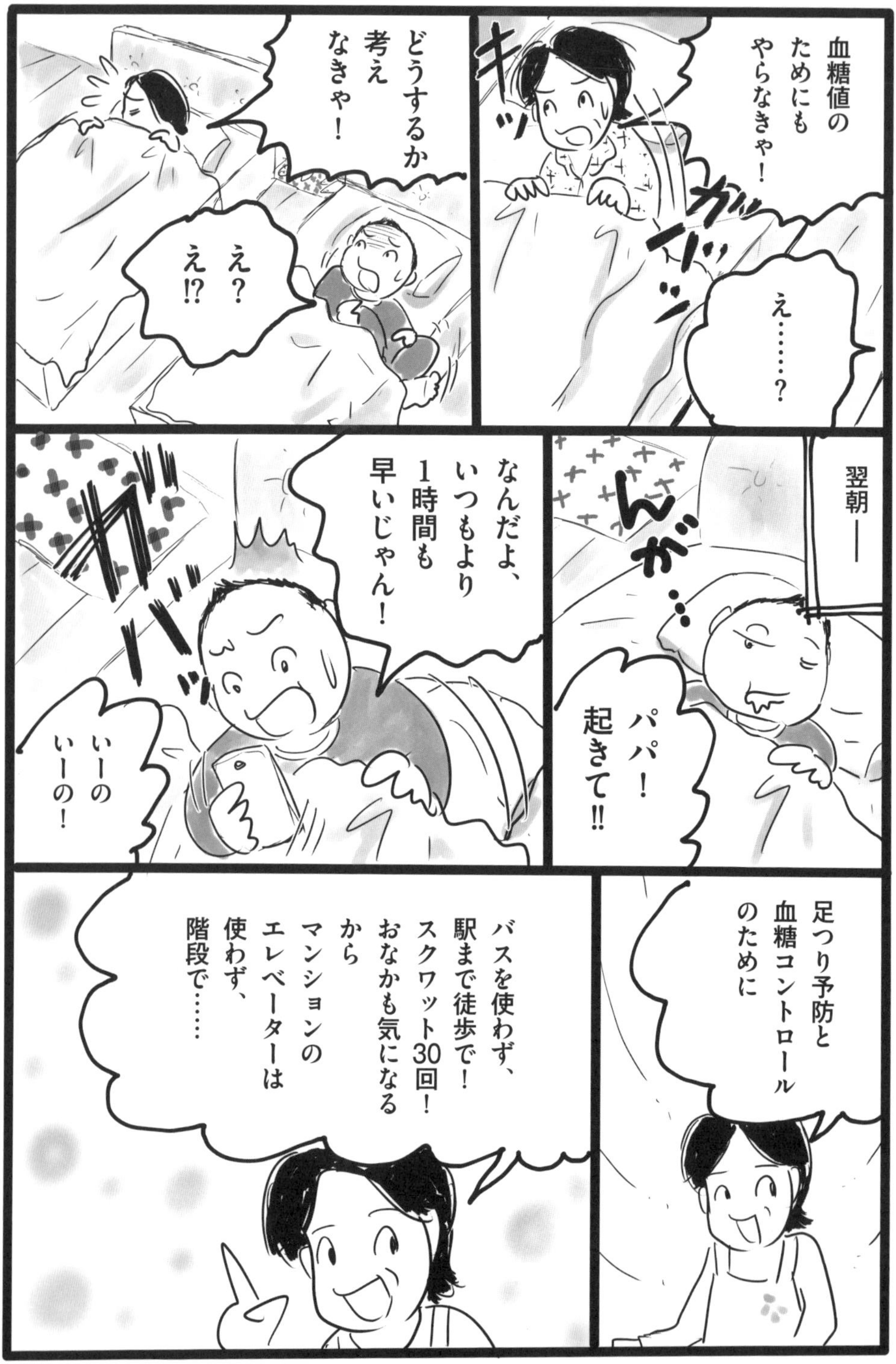
血糖値のためにもやらなきゃ！
キッ
ガバッ
え……？
どうするか考えなきゃ！
え？え!?
翌朝――
んが…
パパ！起きて!!
なんだよ、いつもより1時間も早いじゃん！
ガバッ
いーのいーの！
足つり予防と血糖コントロールのために
バスを使わず、駅まで徒歩で！スクワット30回！おなかも気になるからマンションのエレベーターは使わず、階段で……

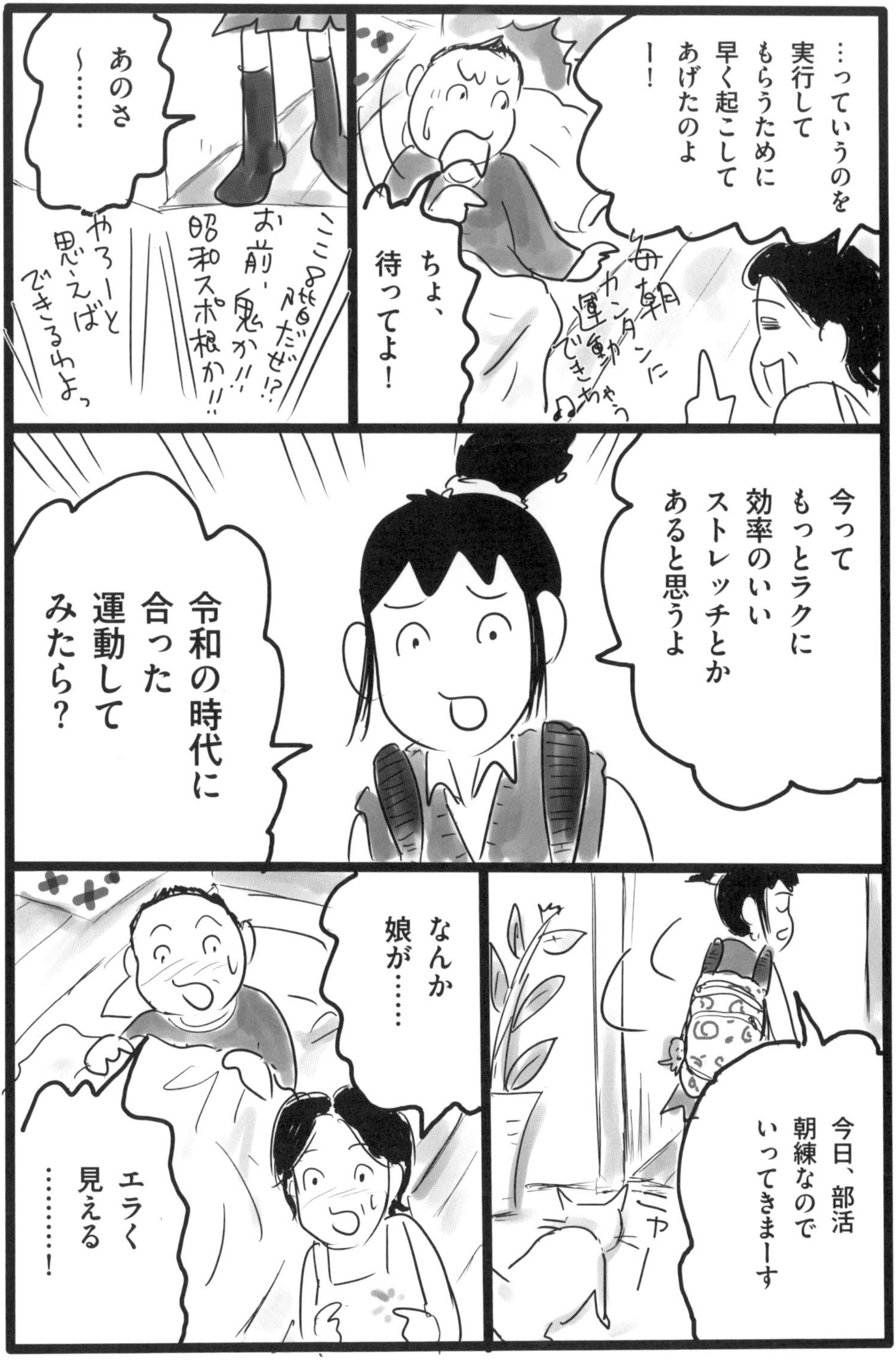
…っていうのを実行してもらうために早く起こしてあげたのよー！
毎朝カンタンに運動できちゃう♫
ちょ、待ってよ！
あのさ〜……
ここ8階だぜ!?
お前、鬼か!! 昭和スポ根か!!
やろーと思えばできるわよっ
今ってもっとラクに効率のいいストレッチとかあると思うよ
令和の時代に合った運動してみたら？
今日、部活朝練なのでいってきまーす
ニャ
なんか娘が……
エラく見える……！

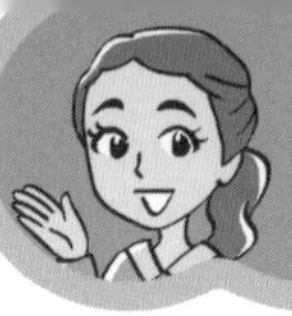

毎日の生活でささっとできる〝ちょっとした運動〟で効果大

糖尿病の予防・改善のために、〝食事習慣の改善〟とともに必要なものがあります。それは「運動」です。

苦手だな、と尻込みする人は多いかもしれませんが、**じつはこれまで重視されてきた「カロリーを多く消費する運動」ほど〝頑張らなくていい〟ということが最近の研究でわかってきています。**大切なのは、日常生活に無理なくとり入れられる程度の「有酸素運動」と「レジスタンス運動」を行い続けること。

「有酸素運動」は、ウォーキングや水泳など、体の中で酸素を使って糖や脂肪を燃やしながら行う運動です。「レジスタンス運動」とは、筋肉に抵抗（レジスタンス）をかける運動のこと。つまり、筋力トレーニングです。

どちらの運動もインスリンが正常に働かなくなっている状態を改善し、血糖コントロールに効果があります。また、この2つの種類の運動をセットで行うと、血糖値の改善がさらに期待できます。

医療監修（82～83ページ）◎田村好史さん（順天堂大学国際教養学部 グローバルヘルスサービス領域教授）

では〝日常に無理なくとり入れられる〟とは、具体的にどれほどの運動量でしょう。有酸素運動でいうと「速歩き」。〝ややきつい〟と感じながらも、会話ができる程度のきつさが理想です。まずは、８０００～１万歩を目標にしてみてください。１日歩いてみて、もし歩数計が８０００歩未満を示していたら、目標に近づけるように、少しずつ歩数を増やしてください。

「時間がなくてウォーキングができない」という人は、犬の散歩や買い物、通勤時など、日常生活のなかでの歩きを、10分程度速歩きにするだけでも効果があります。速歩き10分で約１０００歩に相当するので、これを目安にすると歩数計がなくてもおおよその運動量がわかります。

レジスタンス運動も、ジムでするようなきつい筋トレをする必要はありません。「階段の上り下り」や、イスを使った「スクワット」がおすすめ。ほかにも「寝転んで、おへそをのぞき込む腹筋」など、筋肉にちょっと負荷がかかる程度の運動を。これなら時間がなくても寝る前やテレビを見ながらでき、運動が苦手な人でもできますよね。

また、高齢になると筋肉が落ちていきます。とくに糖尿病の人は、そうでない人に比べて筋肉が萎縮しやすいので、さらなる筋力低下の可能性もあります。

次ページから、効果のある運動の例を紹介しますので、ぜひおためしを。

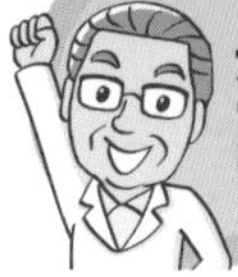

実践の目安	1日30分 1分ずつのこま切れでもOK

つらくない有酸素運動

スロージョギング

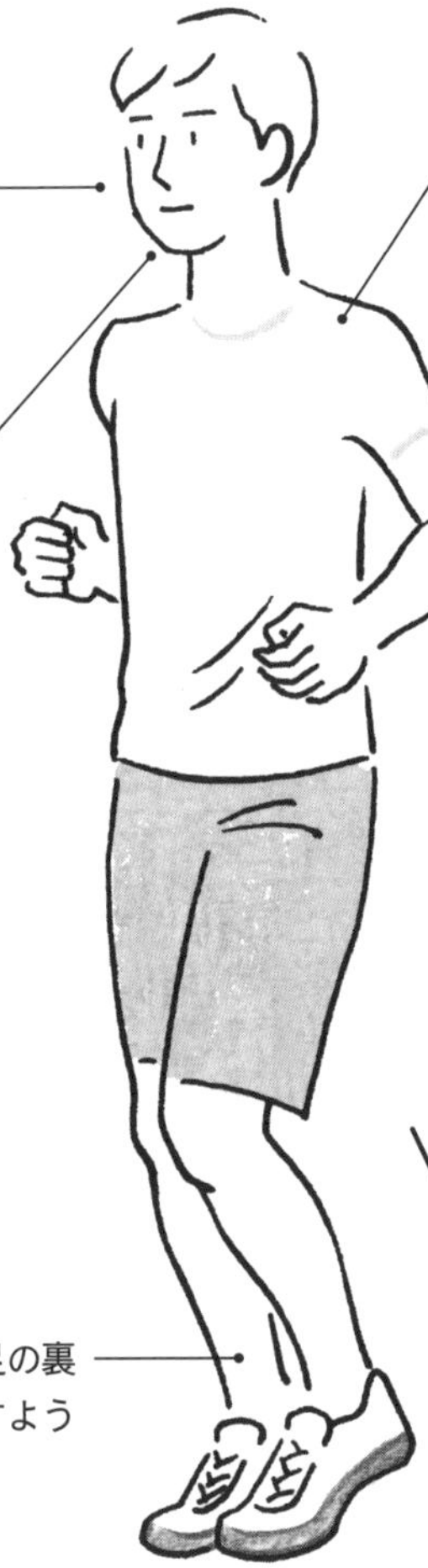
ニコニコと話ができるくらいのペースで。息が上がったらペースダウン。
体をやや前傾姿勢にし、小刻みにジャンプするイメージで。
あごを軽く上げると、足が引き上げやすくなる。
歩くくらいの速さで、ゆっくりとジョギングする
足は蹴らずに、足の裏全体で地面を押すような感覚で。

注意！

- ●糖尿病や高血圧で治療中の方は、医師や専門家に相談のうえ、実施してください。
- ●ひざに炎症のある方は、実施して痛みが出るようなら行わないでください。
- ●足腰に不安のある方は、決して無理をせず、ゆっくりとしたペースを守ってください。

※「スロージョギング」は、一般社団法人日本スロージョギング協会の登録商標です。

スローステップ運動

実践の目安｜1日30分 2~3回に分けてもOK

ゆっくりと台を
上り下りする

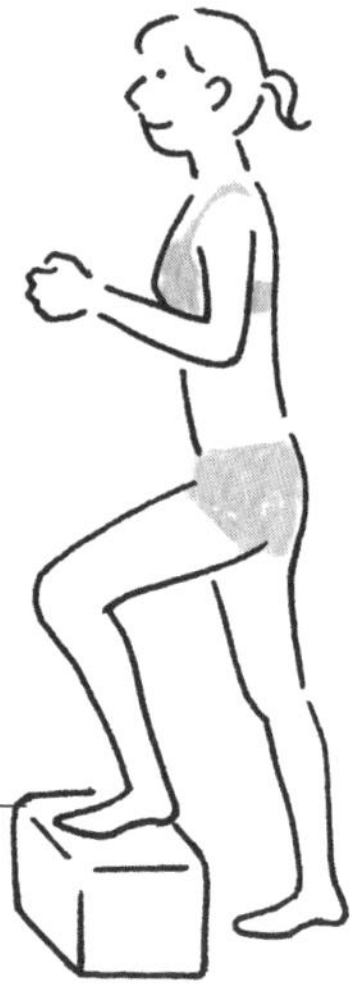

台の高さは20㎝が基本。きついなら10～15㎝に。

1 台の正面に立ってからスタート。左足を台にのせる。

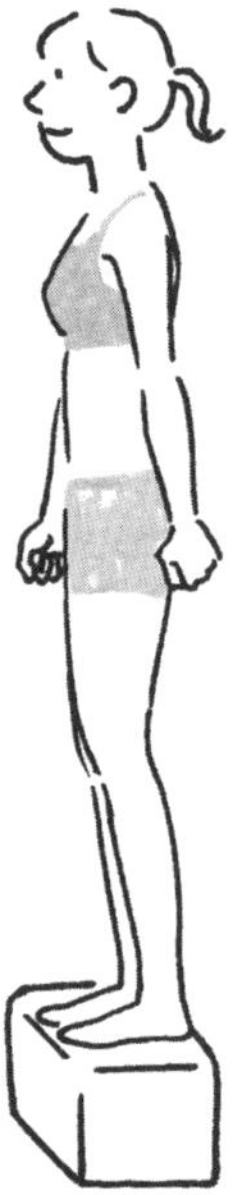

2 右足を台にのせる。台の上ではひざを伸ばすようにすると、筋肉を鍛えることができる。

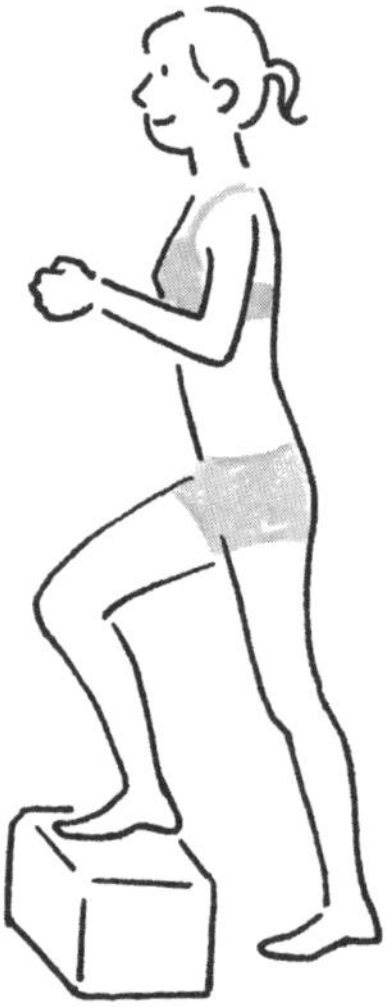

3 左足を台から下ろす。先に台にのせたほうの足から下ろす。バランスを崩さないように、ゆっくりと。両足を下ろしたら、次は右足から台にのせて、同様に繰り返す。

注意！

- 足腰に不安のある方、糖尿病や高血圧の方は、医師や専門家に相談のうえで実施を。
- 足腰に不安のある方は、イスの背などにつかまって下肢への負担を軽減させてください。

"ちょっとした"有酸素運動

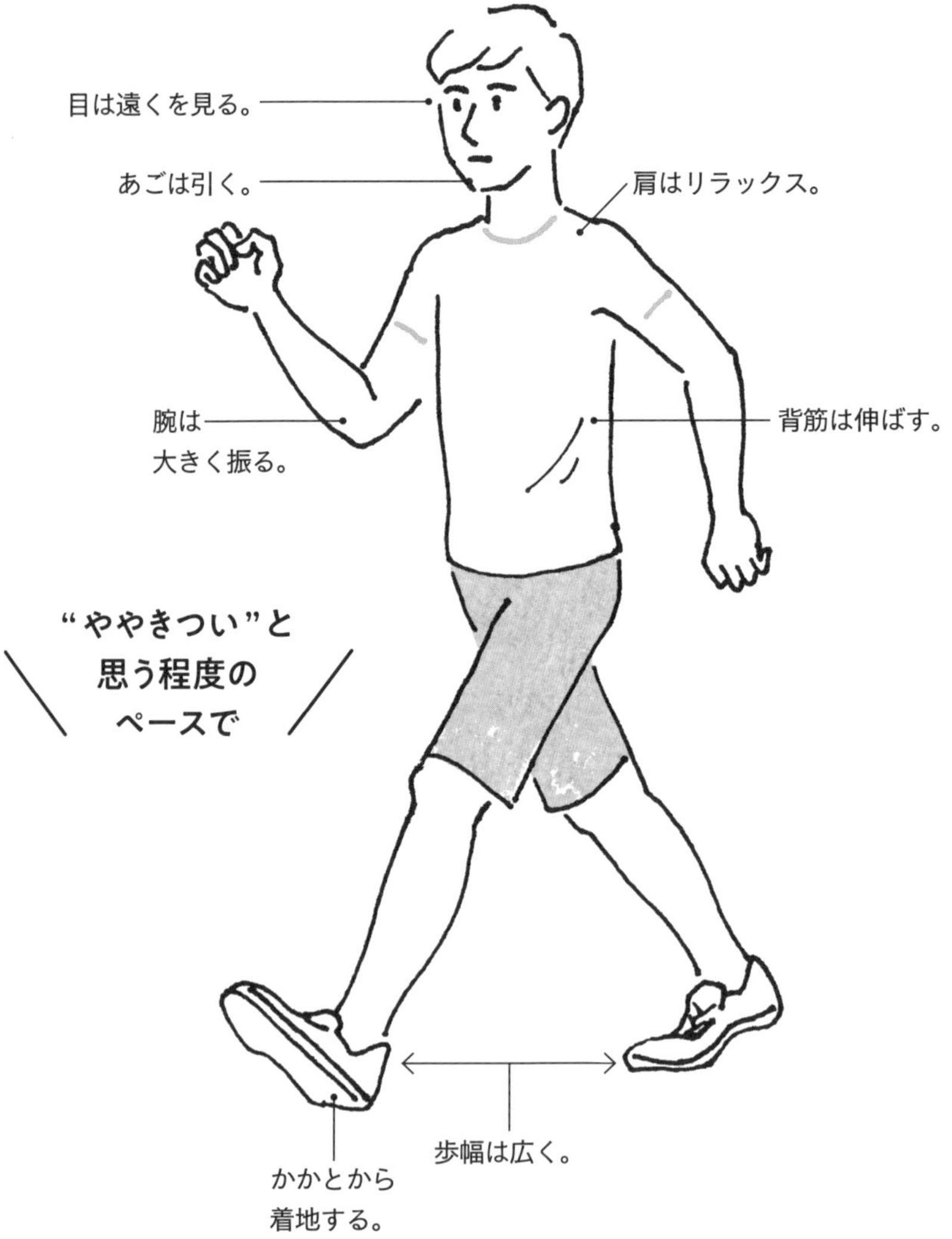
目は遠くを見る。
あごは引く。
肩はリラックス。
腕は
大きく振る。
背筋は伸ばす。
"ややきつい"と
思う程度の
ペースで
かかとから
着地する。
歩幅は広く。

速歩き

速歩きは、日常生活にもっともとり入れやすい有酸素運動。ややきついくらいで、隣の人と会話できるくらいのペースが理想。8000～1万歩をめざして。

〝ちょっとした〟筋トレ

――家の中ですぐできる運動

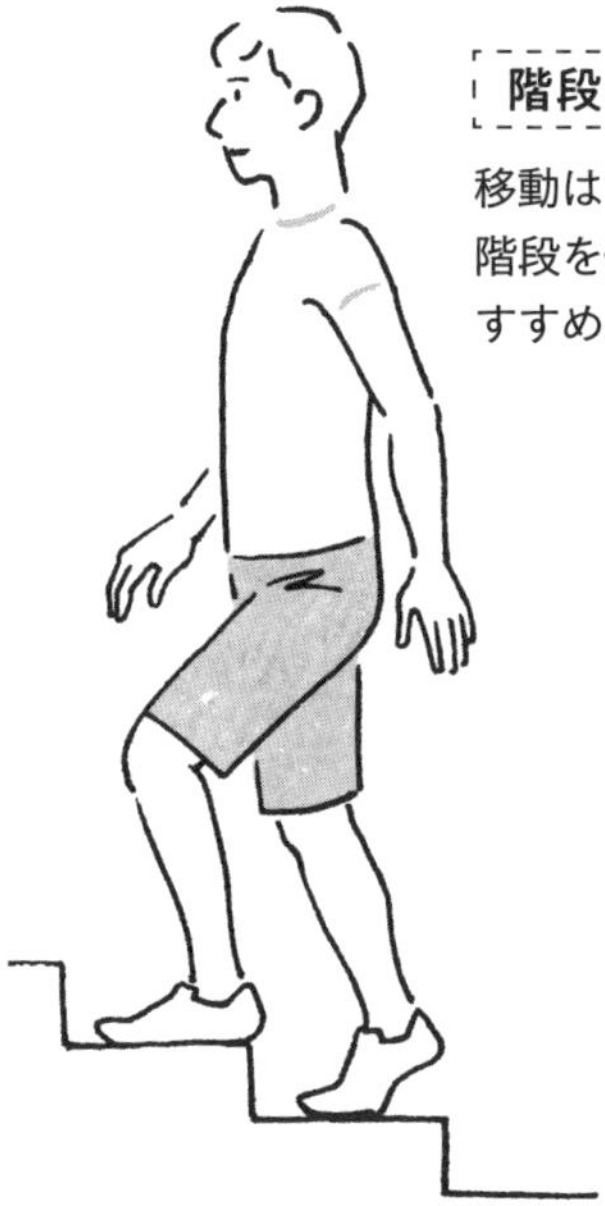

階段の上り下り

移動はできるだけ階段を使うのがおすすめ。

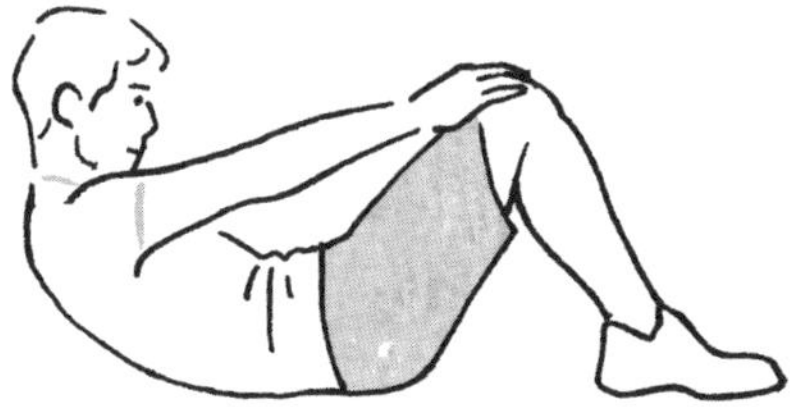

お手軽腹筋

手はももにのせて、３秒ほどかけて上半身を丸め、３秒かけて元に戻す。これ10回を１～２セットを目安に行う。

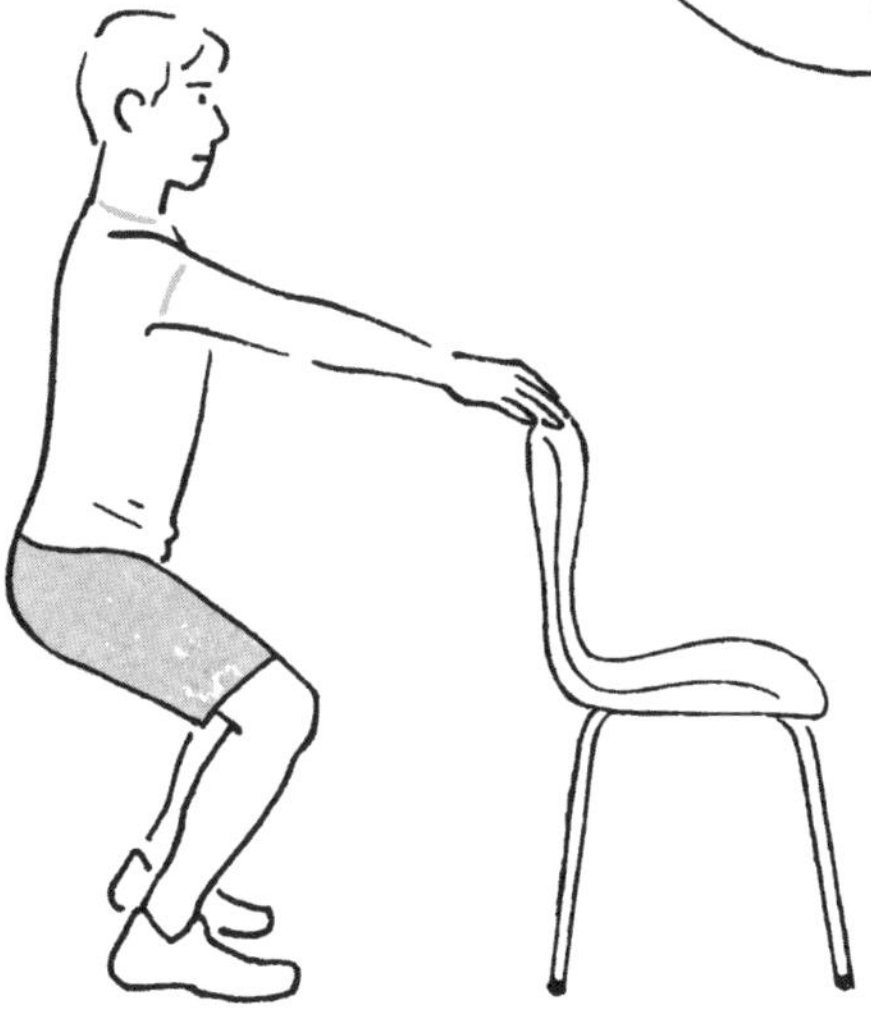

イスを使ったスロースクワット

３秒かけてひざを曲げ、３秒かけて伸ばす。これ10回を１～２セットを目安に。イスの背を持って体を支えるので、転倒の不安がある人でも安心。

注意！

- ひざが悪い人、高血圧などの持病がある人は、医師と相談のうえ、行ってください。
- 体に痛みを感じたら、すぐに中止してください。

ラクラク「寝たまま」筋トレ――ごろ寝ついでに筋肉刺激!

ごろ寝片足上げ

回数の目安｜左右各5～10回

＼ 足から脇まで体の側面の筋肉を刺激! ／

1 横向きに寝て、腕で頭を支え、ひざは伸ばす。

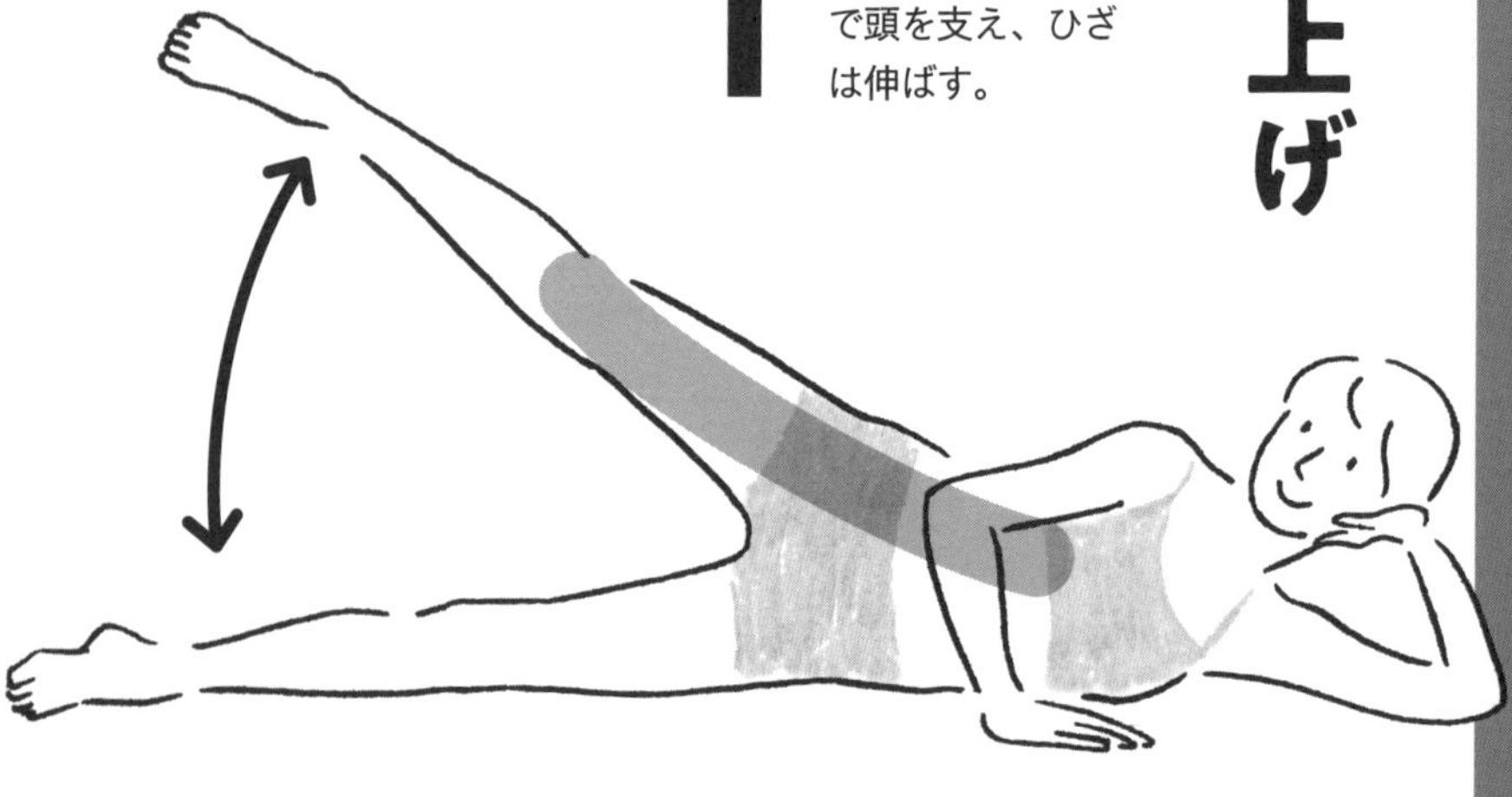

2 上側の足をゆっくりと上げ下げする。

注意!

●体に痛みがあるときはしない

ひざや腰、肩などに痛みがある人は、医師に相談のうえ行ってください。体に痛みを感じたらすぐに中止してください。

●回数は目安。様子を見ながら増やすこと

紹介している体操の回数はあくまでも目安です。最初はもの足りない程度から始めて、決して無理をしないようにしてください。慣れてきたら少しずつ回数を増やしましょう。

医療監修（88～91ページ）◎村永信吾さん（医療法人鉄蕉会亀田総合病院リハビリテーション事業管理部部長）

スローバタ足

回数の目安｜**左右各5〜10回**

**お尻の筋肉を使い、
太ももから上げて効果アップ**

1 うつ伏せに寝て、クッションをお腹の下に当てる。

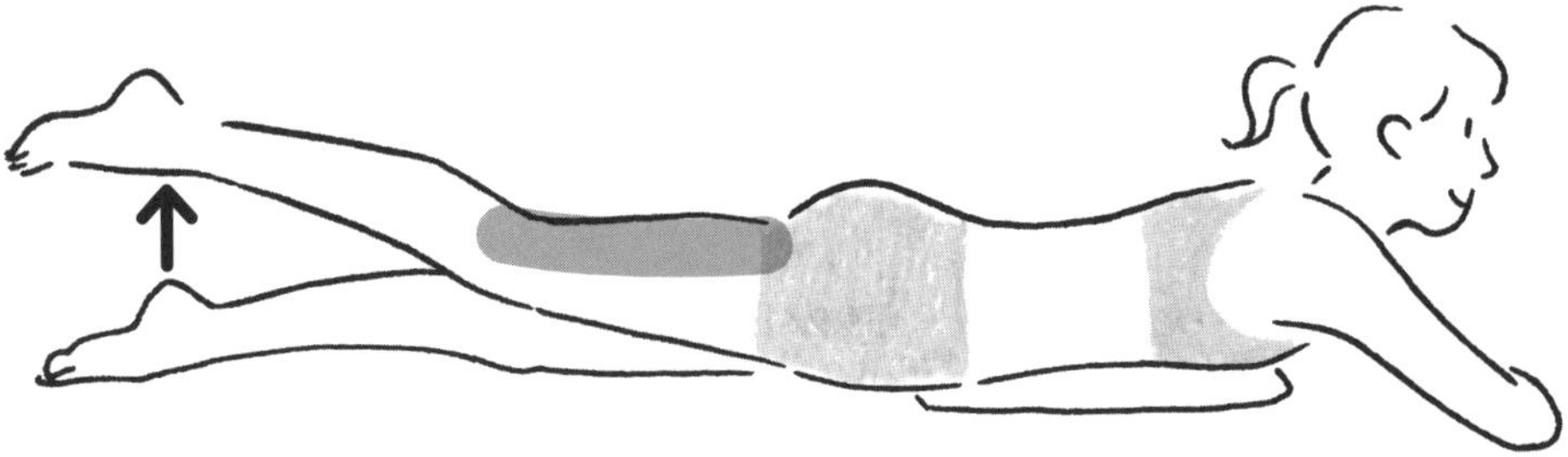

2 ひざを伸ばしたまま、片足ずつ交互に、ゆっくりと上げ下げする。

注意！ **足を上げすぎると腰を痛めることも。無理に足を上げないように。**

●呼吸をしながら行う

息を止めず、呼吸をしながら体操をして、体に酸素を補給しましょう。声を出して数を数えながら行うと、自然と呼吸ができるのでおすすめです。

●糖尿病治療を受けている方は医師に相談を

現在、すでに糖尿病治療を受けている方は、症状に応じて運動をする必要があります。必ず事前に医師に相談したうえで行ってください。

回数の目安｜左右各5～10回

上体横倒し

体側から肩まで
広範囲に効果

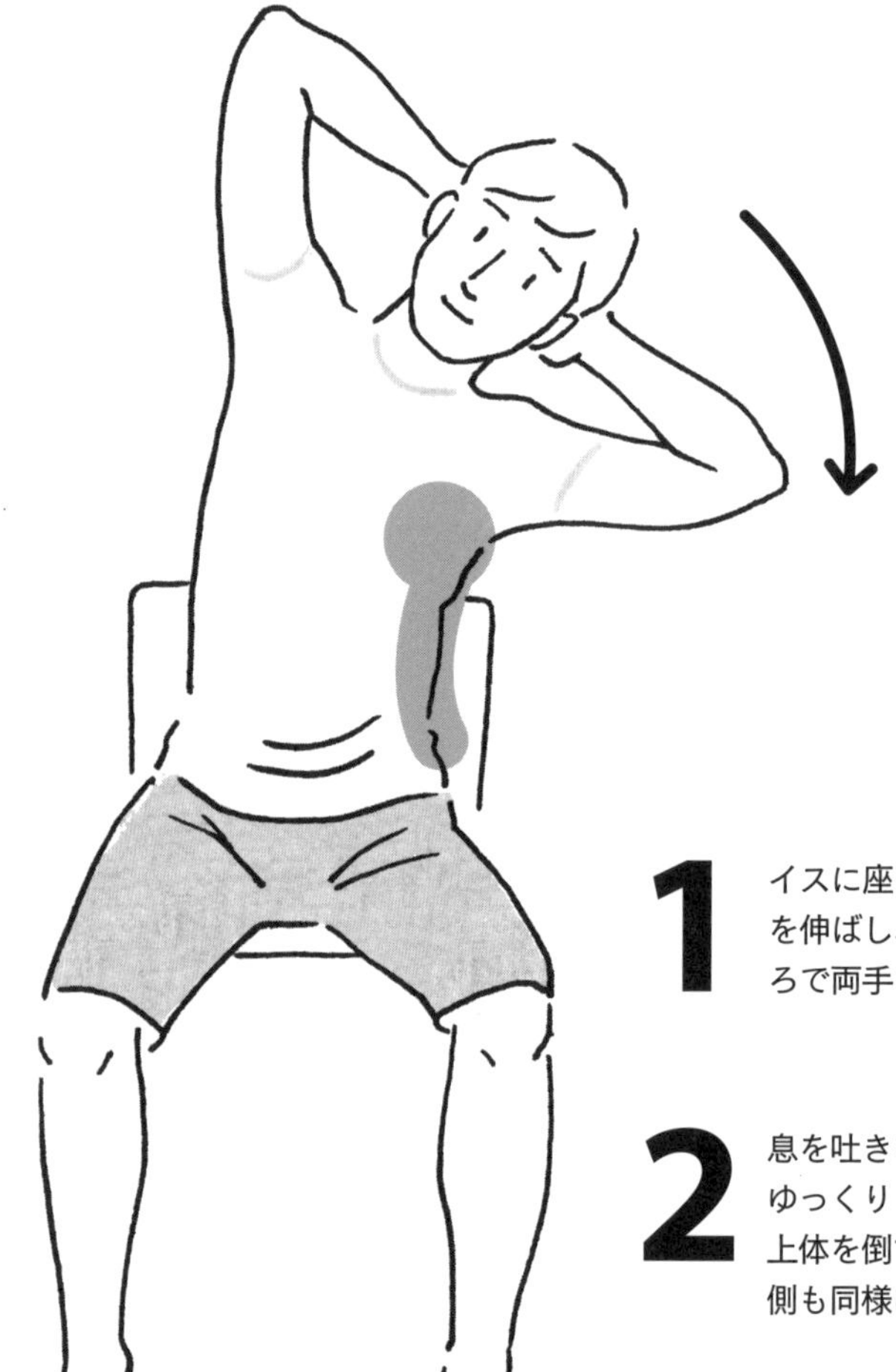

1 イスに座って背筋を伸ばし、頭の後ろで両手を組む。

2 息を吐きながら、ゆっくりと真横に上体を倒す。反対側も同様に行う。

注意！ 前かがみになると体側の筋肉を十分に伸ばせないので注意。

回数の目安｜**左右各5～10回**

片手クロス上げ

背中の筋肉を
斜め方向に大きく
動かす

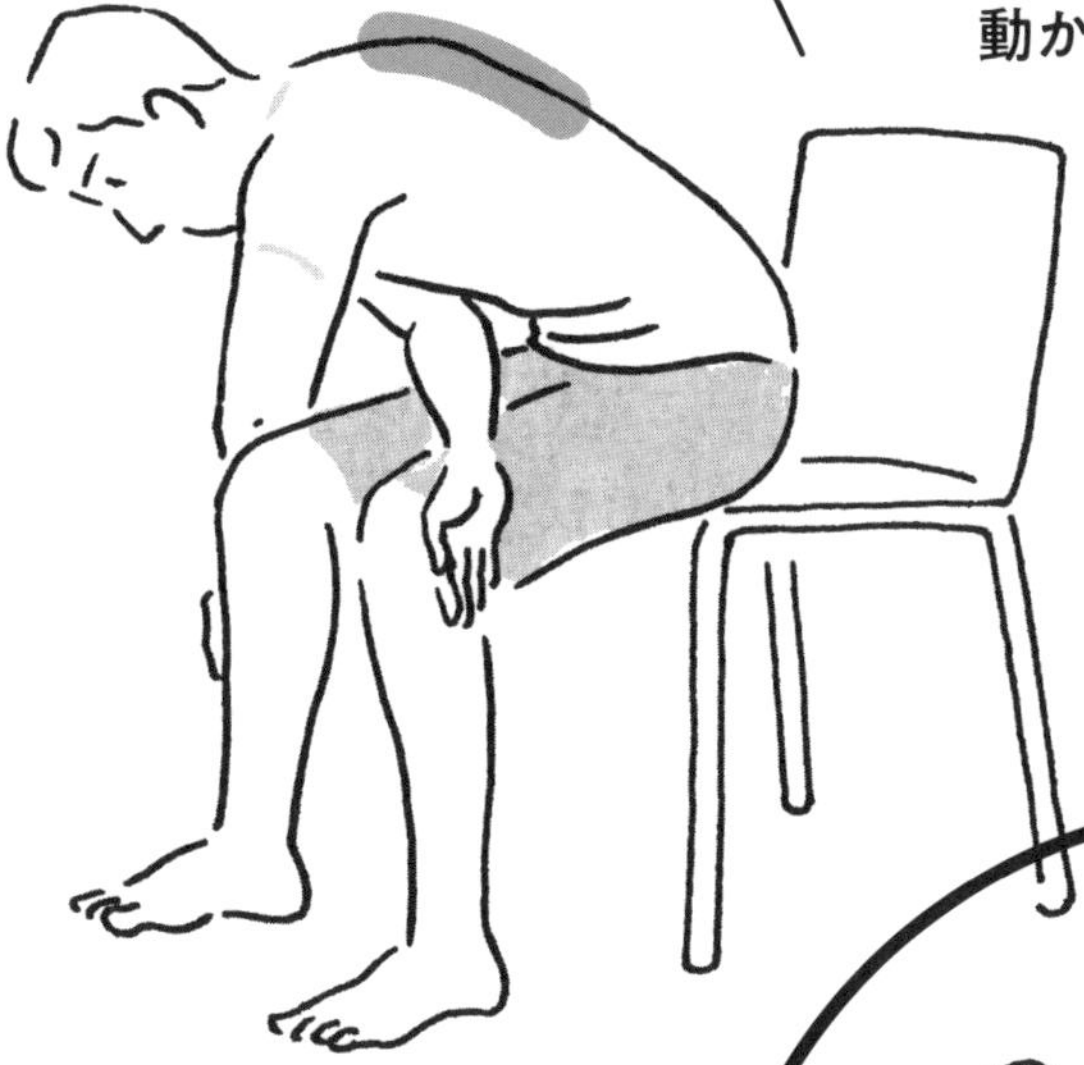

1 イスに浅く座り、右手の甲を左ひざの外側に当てる。その状態で左手を右足の外側におろし、斜め右下方向に上体をまるめる。

2 左手を斜め左上方向に上げながら、ゆっくりと起き上がり、左肩が反るくらいまで上体を起こす。顔は、上げた左手を見る。反対側も同様に行う。

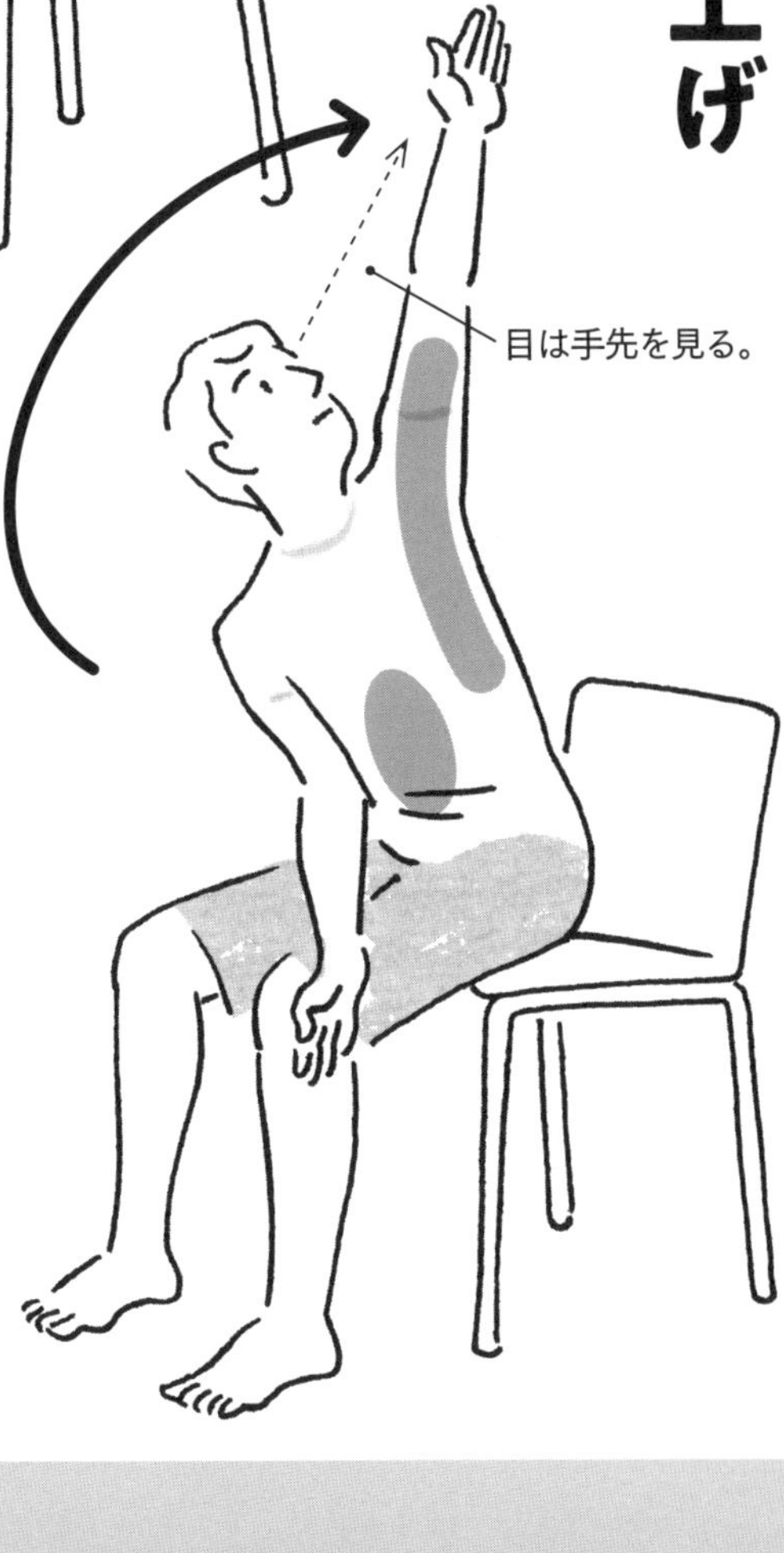

POINT! 上半身の筋肉を斜めに動かすように意識して。

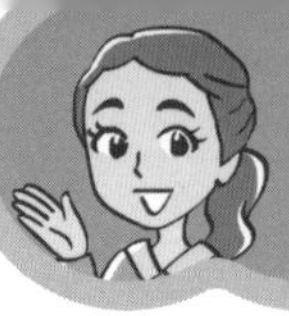

「ピンク筋」を増やせば、血糖値は下がりやすくなる！

通称「ピンク筋」をご存じですか。正式には「2a」や「FTa（Fast Twitch a）」と呼ばれ、「血糖値改善に効果がある」として、いま注目されている筋肉です。

人の筋肉には「白筋」と「赤筋」の2種類があります。

●白筋（速筋）…瞬間的に大きな力を出すときに活躍する筋肉。短距離走や重量挙げのように、瞬間的に大きな力を出すときに活躍。魚にたとえれば、瞬時に動くヒラメの白身。エネルギー源として体内の糖を消費する。

●赤筋（遅筋）…持久力に優れた筋肉。有酸素運動や、姿勢を維持する際にも使われる。魚にたとえると、ずっと動き続けるマグロの赤身。体内の脂肪を消費する働きがある。

「ピンク筋」は、それらの中間的な特徴のある筋肉です。白筋の細胞の中に、赤色のミトコンドリア※が増えてピンク色に見えることから、「桃色筋」「ピンク筋」とも呼

※ミトコンドリアは、細胞内にある小器官で、食事で得た糖や脂質と、呼吸で得た酸素を材料に、エネルギー源をつくっている。

医療監修（92〜93ページ）◎坂根直樹さん（独立行政法人国立病院機構京都医療センター予防医学研究室長）

ばれるようになりました。

性質についても白筋と赤筋のいい部分をあわせ持ちます。もともと白筋が持っていた「糖を消費する」という働きに、ミトコンドリアによる「酸素を使って、脂肪を燃焼させる」という働きがプラス。そのため、ピンク筋を増やすことができれば、**「糖と脂肪の両方を、効率よく消費できる体に変わっていく」「血糖値対策に最適」**といわれているのです。また、食事をしても血糖値が上がりにくくなり、体重を減らす効果も期待できます。


この効果に着目して、近年、糖尿病対策のための新しい運動法として脚光を浴びているのが「ピンク筋トレーニング」（通称：ピンク筋トレ）です。これを週2回するだけで、ピンク筋を増やすことができ、血糖値を効果的に下げられることがわかってきました。たとえば「ピンク筋スクワット」は、10秒かけて腰を落とすことで、筋肉量の多い下半身に負荷がかかり、ピンク筋を効率的に増やせます。

ポイントは、急がずにゆっくりとした動作で行うこと。自分の筋力の7割程度の、〝少しキツイ〟と感じるくらいの力を出すことが大事です。

ピンク筋スクワット

回数の目安 | 10回 3セット

10回続けたら1～2分の休憩
をはさみ、3セット行う。

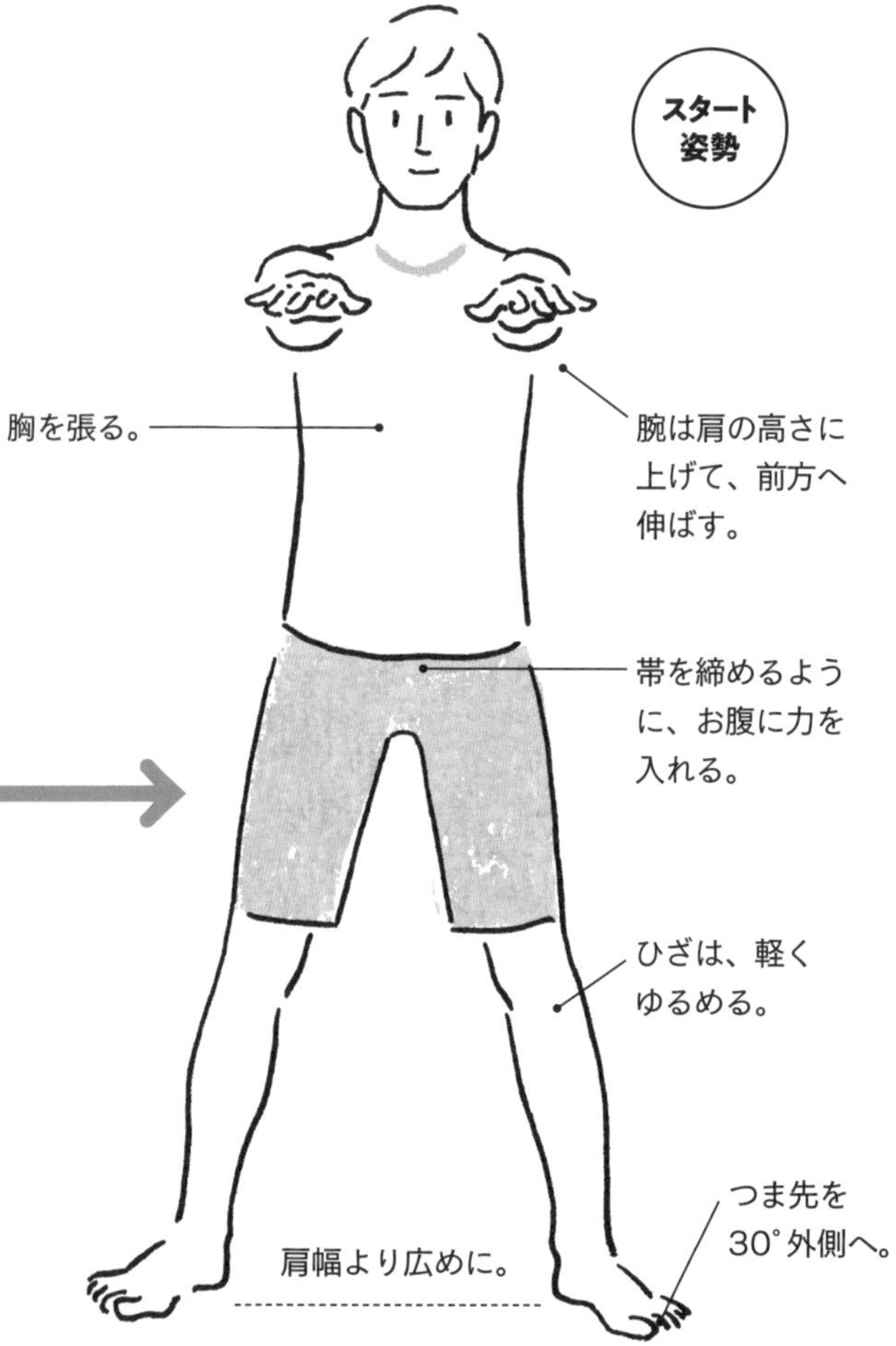
スタート
姿勢
胸を張る。
腕は肩の高さに
上げて、前方へ
伸ばす。
帯を締めるよう
に、お腹に力を
入れる。
ひざは、軽く
ゆるめる。
つま先を
30°外側へ。
肩幅より広めに。

注意！

- ひざの悪い人、高血圧などの持病がある人は医師と相談のうえ、行ってください（とくに眼底出血、急性感染症、足壊疽などは、運動を制限したほうがよい場合があります）。
- 体に痛みを感じたら、すぐに筋トレを中止しましょう。
- いきむと血圧が上昇する可能性があります。呼吸は止めずに行いましょう。

指導（94～95ページ）◎松井 浩さん（ヒューマンモア代表、健幸運動コーディネーター、NPO法人J-HOPE副理事長）

1 顔は正面を向いたまま、息を止めずに「1、2……」と10まで声に出して数えながら10秒かけてゆっくりと腰を落とし、お尻を後ろに突き出す。

2 その姿勢で2秒キープ。

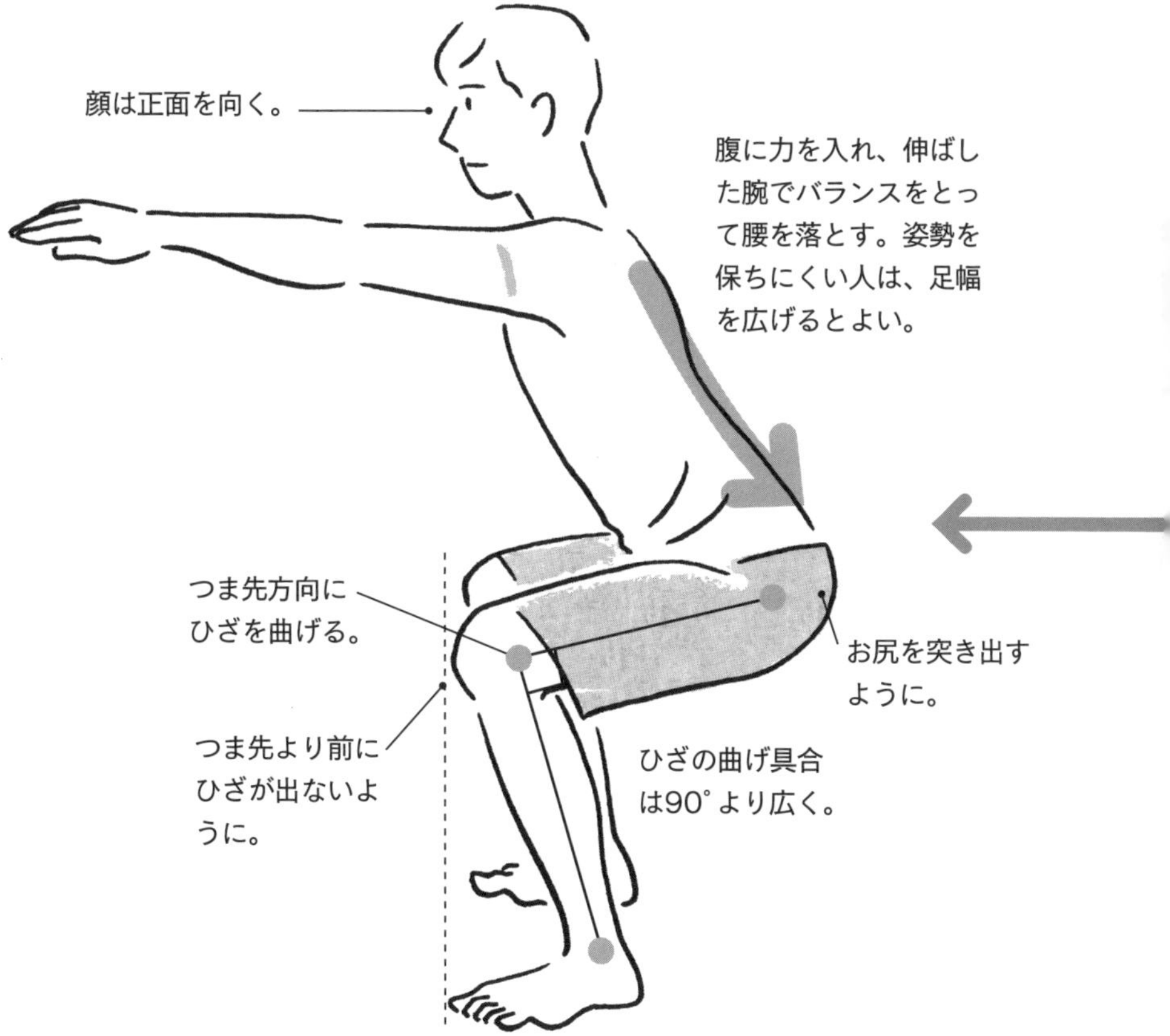
顔は正面を向く。

腹に力を入れ、伸ばした腕でバランスをとって腰を落とす。姿勢を保ちにくい人は、足幅を広げるとよい。

つま先方向にひざを曲げる。

お尻を突き出すように。

つま先より前にひざが出ないように。

ひざの曲げ具合は90°より広く。

3 その後ゆっくりとスタートの姿勢に戻る。

POINT! ひざを90°より深く曲げると、ひざ関節に負担がかかるので要注意。

POINT! 足腰に不安がある人は、イスを使って行いましょう。

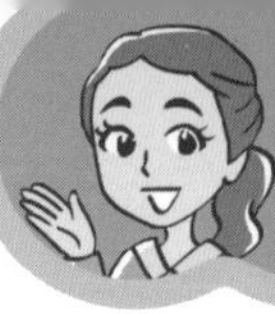

骨への刺激が、血糖値にも好影響！

長いあいだ、骨は「体を支えるカルシウムのかたまり」のように考えられていました。ところが近年の研究で、骨からホルモンが分泌され、全身の機能維持などの働きをしていることが新たにわかりました。また、それが血糖値の降下に影響していることもわかったのです。

その〝骨ホルモン〟の名は、「オステオカルシン」。すい臓や筋肉に作用して、インスリンを活性化し、血糖値の改善に働くと考えられます。この働きを発見した米国のジェラルド・カーセンティー教授は、「糖尿病のマウスにオステオカルシンを注射したところ、血糖値が改善した」と報告しています。

じつは、このオステオカルシンは、簡単な運動で増やすことができます。それは、つま先立ちになってから、かかとをストンと落とす「かかと落とし」（やり方は98ページ）。かかとを床に落とした衝撃が、骨細胞を刺激し、骨芽細胞が活性化して、オステオカルシンの分泌が高まると考えられています。

医療監修（96～99ページ）◎太田博明さん（川崎医科大学産婦人科学2特任教授、川崎医科大学総合医療センター産婦人科特任部長）

40〜70代の男女80名を対象に、オステオカルシンの量を調べたところ、骨密度は正常なのに、オステオカルシンが平均の半分以下の人もいることが判明しました。さらにその人たちは、血糖値が高いという傾向がありました。

そこで、「骨密度＝正常、オステオカルシン＝低め、血糖値＝高め」である6名に、かかと落としを1週間実践してもらいました。すると、1週間後にオステオカルシンが増えたうえに、「血糖値も改善した」人が何人もいたのです（下図参照）。

■ 1日30回、1週間の「かかと落とし」で……

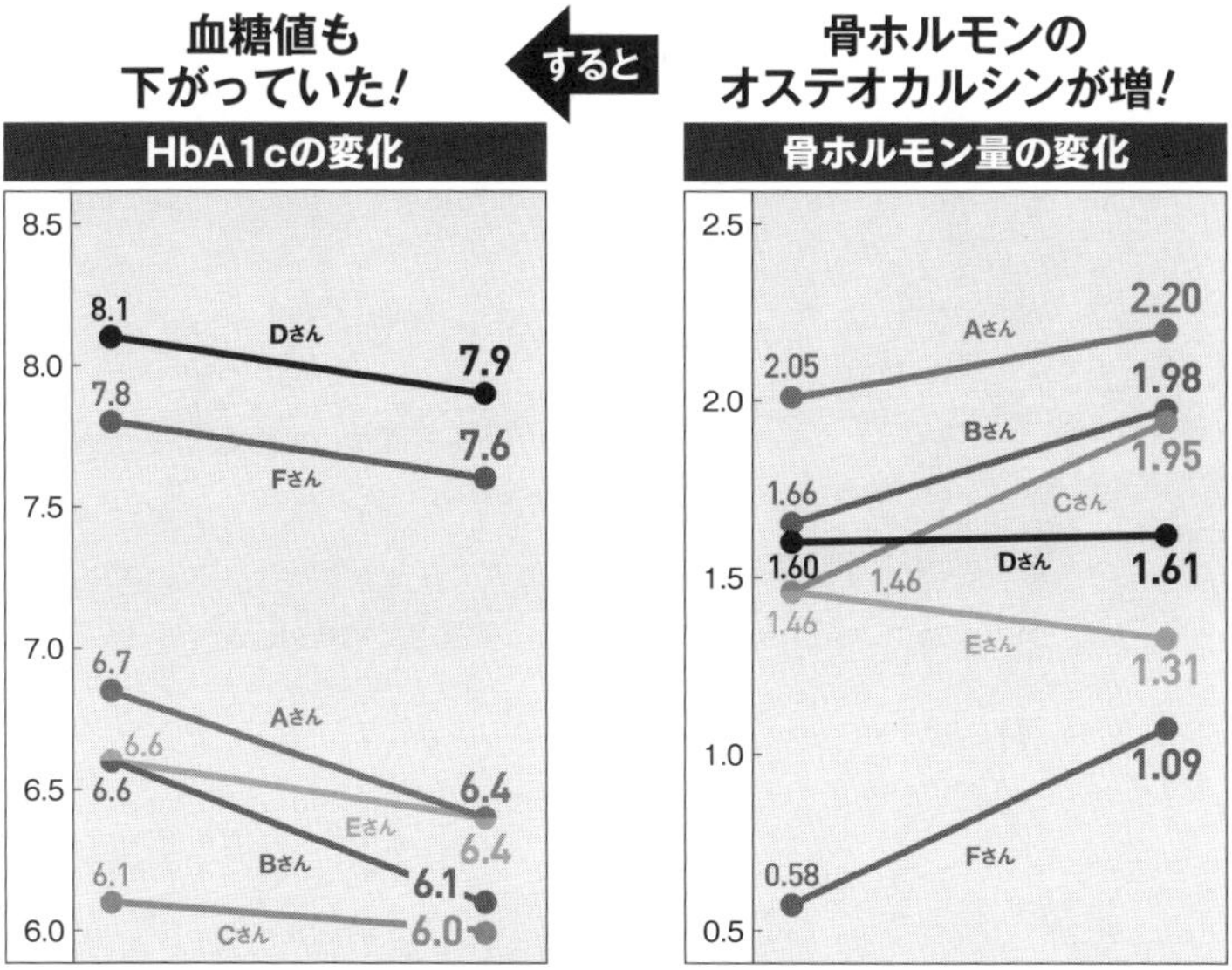

かかと落としを始めて１週間後の血糖値（ＨｂＡ１ｃ）を測ると、全員の血糖値が改善した。

オステオカルシンが低めで血糖値が高めの６名が、かかと落としを１日30回、１週間続けたところ、５名のオステオカルシンが増えた！

データ◎番組実験より

回数の目安｜1日50回

かかと落とし

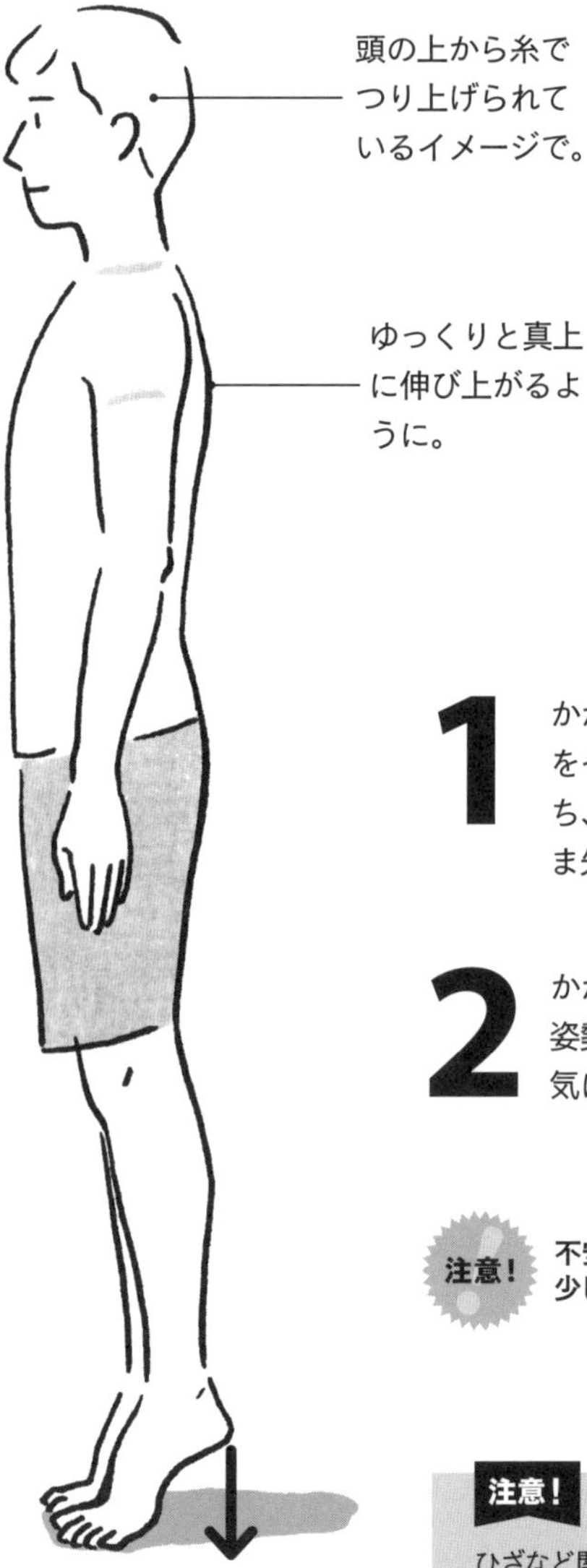
頭の上から糸で
つり上げられて
いるイメージで。
ゆっくりと真上
に伸び上がるよ
うに。

落としたときの刺激が頭に伝わるくらいが効果的！

1 かかとを上げる。両足をそろえてまっすぐ立ち、かかとを上げてつま先立ちになる。

2 かかとを落とす。1の姿勢から、かかとを一気にストンと落とす。

注意！ 不安定な場合は、両足を少し開くか、イスなどにつかまって。

注意！

ひざなど関節に疾患がある人、すでに骨粗しょう症や糖尿病の診断を受けている人、高齢者などは、運動を行う前に、医師にご相談ください。また、転倒の恐れがある場合は行わないでください。

専門医からのプチワザ情報

フラミンゴ体操

回数の目安｜1日に左右各5～6回

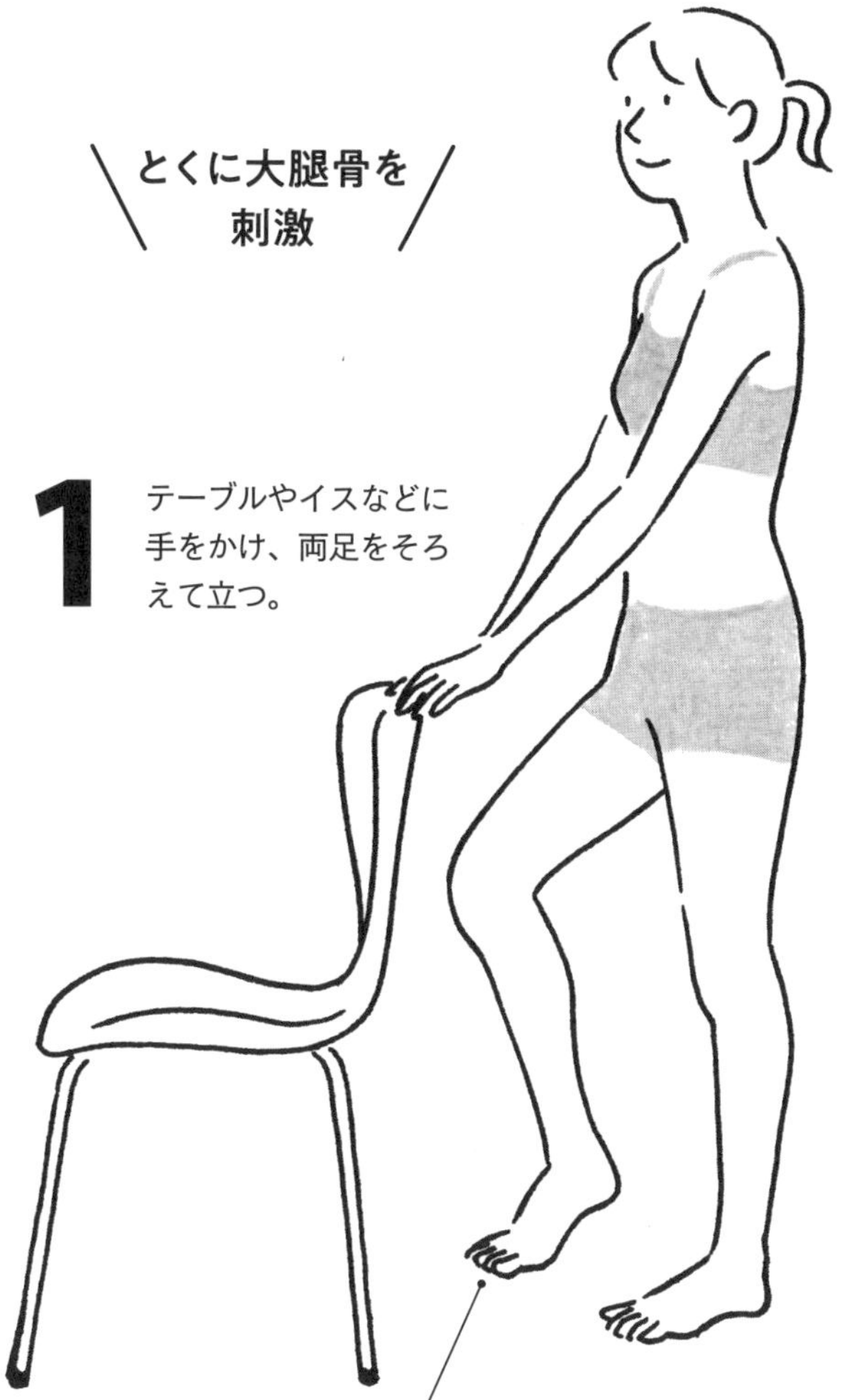
とくに大腿骨を刺激
片方の足を
5～10㎝上げる。

1 テーブルやイスなどに手をかけ、両足をそろえて立つ。

2 1の姿勢をキープしたまま、片方の足を床から5～10㎝上げ、もう片方の足に全体重をかけるようにしてバランスを保つ。この状態で1分間静止する。

GATTEN! COLUMN

私たち、運動で、ラクラク改善しました！

長年の悩み“高血糖”が簡単な「かかとと落とし」で下がるなんて！

骨ホルモン量　2.05 ▶ 2.20
HbA1c　6.7% ▶ 6.4%

長田保雄さん（71歳）※

高血糖改善のためにいろいろためしてみましたがうまくいかず、「悩みの種」でした。けれど、かかとをストンと落とすだけの「かかと落とし」を１日30回、テレビを見ながらや、電車の待ち時間などにするようにすると、たった１週間で効果テキメン！　こんなに成果が表れるとは思ってもみませんでした。今は30回よりは少ないですが、合間を見つけてするようにしています。

２か月の「ピンク筋トレ」で、食後も血糖値が上がらない体に！

血糖値　330mg/dℓ ▶ 160mg/dℓ以下

小賀坂一隆さん（46歳）※

３年前に重度の糖尿病だと診断されましたが、ピンク筋トレを始めたところ、２か月で160mg/dℓ以下にダウン。現在も運動に加えて食事にも気をつけ、血糖値をコントロールしています。

小賀坂さんの24時間血糖値

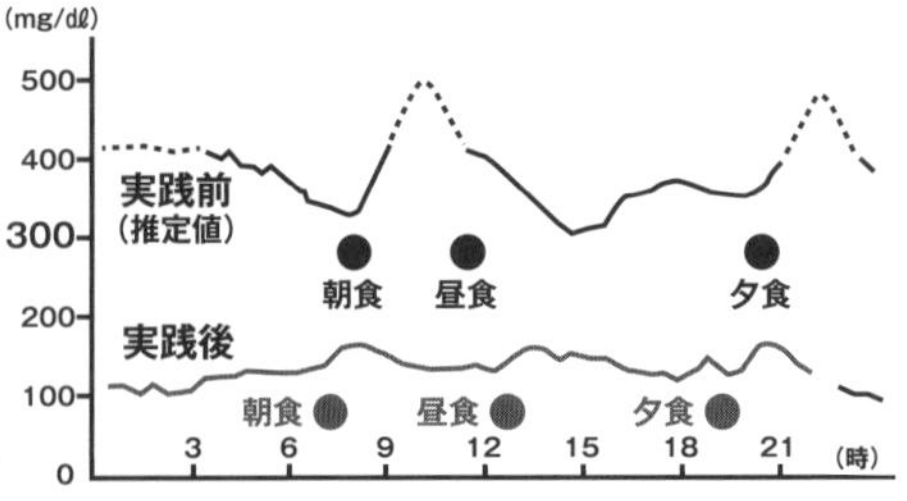

以前の小賀坂さんは、食後に血糖値が急上昇していたと推測される。ピンク筋トレを始めたあとは、血糖値の変化が緩やかになり、食後もほとんど上昇しない。

データ提供◎東京慈恵会医科大学
糖尿病・代謝・内分泌内科
西村理明さん

「脳を活性化！血糖値ダウン！新発見『骨ホルモン』SP」（2017年２月15日）放送、
「血糖値がみるみる下がる！謎のポーズで体質改善SP」（2018年10月３日放送）より

※実践者の年齢は取材当時のものです。

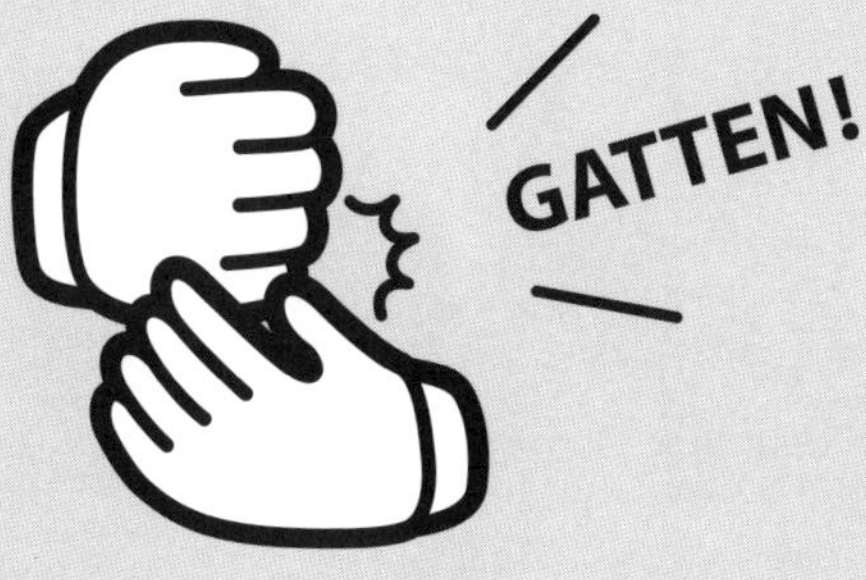

Part 4

治療を上手に受けて血糖値を改善する

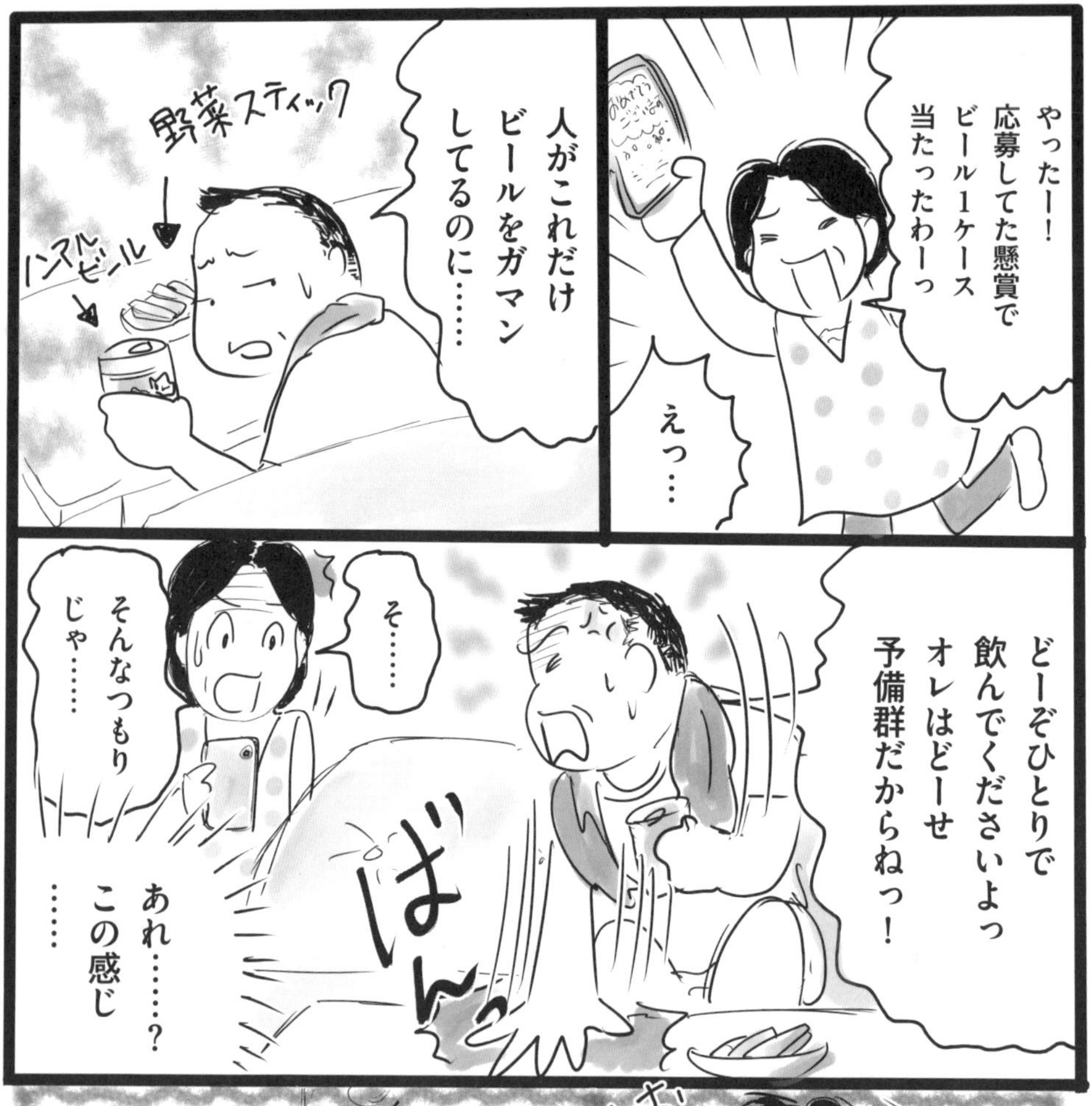

やったー！
応募してた懸賞で
ビール1ケース
当たったわーっ
えっ…
人がこれだけ
ビールをガマン
してるのに……
野菜スティック
ノンアルビール
どーぞひとりで
飲んでくださいよっ
オレはどーせ
予備群だからねっ！
そ……
そんなつもり
じゃ……
ばんっ
あれ……？
この感じ
……
30年前にも
確か……
お母さんも食べるー？
仕事先で
ティラミス
もらっちゃってー！
ROPPONGI
ティラミス
えっ…
私が甘いもの
ガマンしてるって
ゆーのに……
あたりめ
お茶

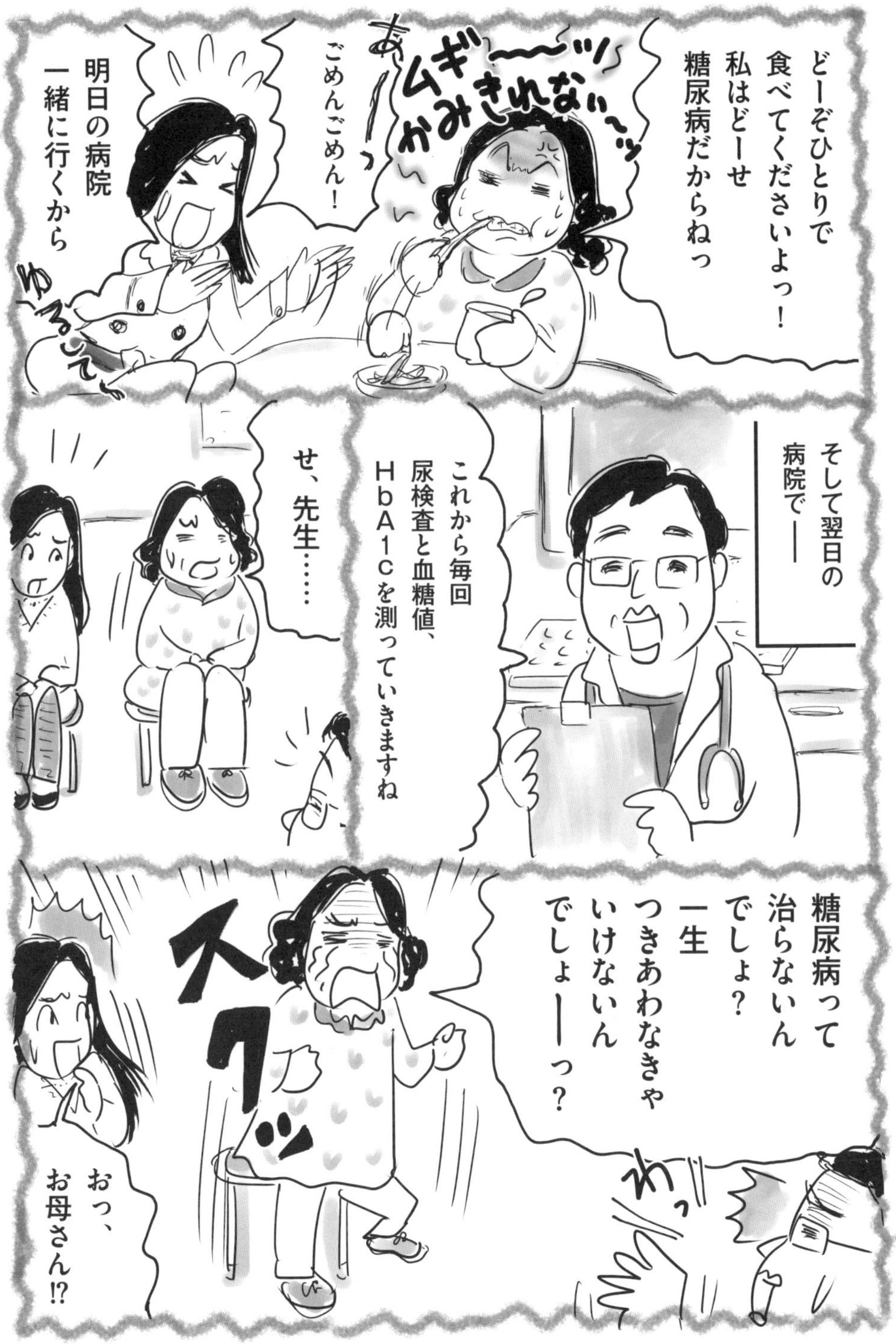
どーぞひとりで
食べてくださいよっ!
私はどーせ
糖尿病だからねっ
ムギ〜〜〜ッ
かみきれない〜ッ
ごめんごめん!
明日の病院
一緒に行くから
ゆるして〜
そして翌日の
病院で——
これから毎回
尿検査と血糖値、
HbA1cを測っていきますね
せ、先生……
糖尿病って
治らないんでしょ?
一生
つきあわなきゃ
いけないんでしょーーっ?
スクッ
わっ
おっ、お母さん!?

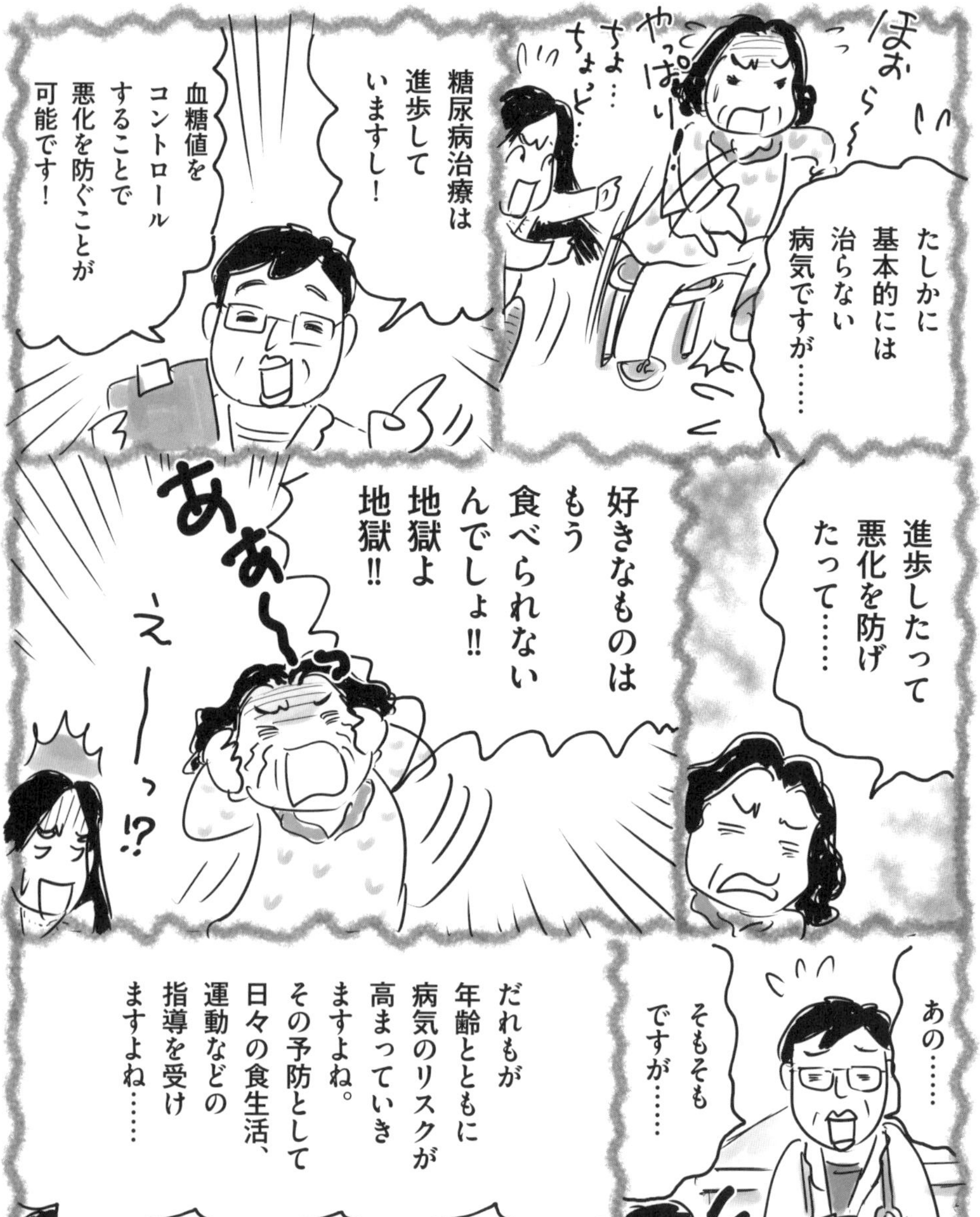
ほぉら〜

やっぱり
ちょ…ちょっと…

たしかに基本的には治らない病気ですが……

糖尿病治療は進歩していますし!

血糖値をコントロールすることで悪化を防ぐことが可能です!

進歩したって悪化を防げたって……

好きなものはもう食べられないんでしょ!! 地獄よ地獄!!

あぁ〜〜

え〜〜っ!?

あの……

そもそもですが……

だれもが年齢とともに病気のリスクが高まっていきますよね。その予防として日々の食生活、運動などの指導を受けますよね……

スイン
た、たしかに……

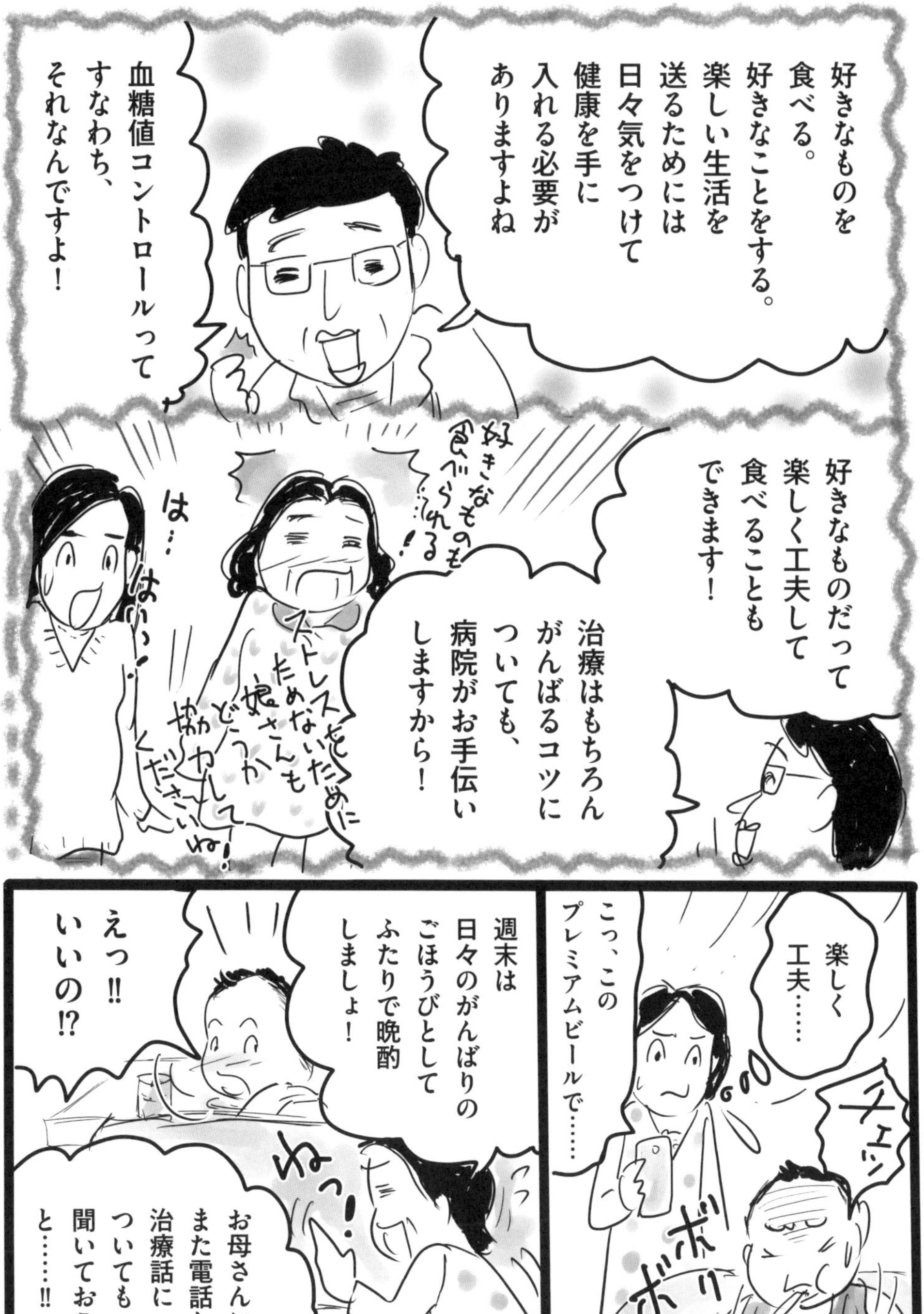

好きなものを
食べる。
好きなことをする。
楽しい生活を
送るためには
日々気をつけて
健康を手に
入れる必要が
ありますよね
血糖値コントロールって
すなわち、
それなんですよ！
好きなものだって
楽しく工夫して
食べることも
できます！
治療はもちろん
がんばるコツに
ついても、
病院がお手伝い
しますから！
好きなものも食べられる…！
は…はいっ！
ストレスをためないためにも娘さんもどうか協力してくださいね！
楽しく
工夫……
こっ、この
プレミアムビールで……
チェッ
ボリ
ボリ
週末は
日々のがんばりの
ごほうびとして
ふたりで晩酌
しましょ！
えっ!!
いいの!?
ぬっ…！
お母さんに
また電話して
治療話に
ついても
聞いておこっ
と……!!

薬物治療の現在

〝インクレチン関連薬〟から「SGLT2阻害薬」まで

稲垣暢也さん　京都大学医学部附属病院糖尿病・内分泌・栄養内科教授

患者さんの高齢化が進むなか、服用回数が少ない治療薬で服薬管理の負担を減らす、年齢に合わせた目標値を設定するなど、さまざまなアプローチがとり入れられてきています。そのためにまず大切なのは、どの治療薬を用いるのかの前に、いかに自分に合った治療をきちんと続けていくか、ということ。これからの治療プランをかかりつけ医と具体的に描き、積極的に治療に取り組むことがなによりも重要なのです。

そのため糖尿病の治療では、まず患者さんの食事や運動など生活習慣の見直しを図ります。もし、2~3か月続けても血糖を目標値までコントロールできない場合は、生活習慣の改善を続けながら薬を使った治療を開始します。

糖尿病の薬は、使い方によって「注射薬」「のみ薬」の2つに大きく分けられます。

注射薬には、インスリンを直接補う「インスリン製剤」と、インスリンの分泌を促す「ＧＬＰ-1受容体作動薬」の2種類があります。

のみ薬には、インスリンの分泌を促す「スルホニル尿素薬（ＳＵ薬）」、「グリニド薬」「ＤＰＰ-4阻害薬」のほか、インスリンの働きをよくする「ビグアナイド薬」、「チアゾリジン薬」、糖の吸収・排泄を調節する「α-グルコシダーゼ阻害薬」、「ＳＧＬＴ2阻害薬」があり、注射薬より種類が豊富です。

近年、糖尿病の薬物治療は大きく変化しており、なかでも〝インクレチン関連薬〟である「ＧＬＰ-1受容体作動薬」、「ＤＰＰ-4阻害薬」や、これまでの概念をくつがえす治療薬「ＳＧＬＴ2阻害薬」の動向が注目されています。

利便性や効果の高さから注目される〝インクレチン関連薬〟

〝インクレチン関連薬〟とは、インスリンの分泌を促す「インクレチン」（54ページ参照）に関わる薬です。右に記したとおり、のみ薬の「ＤＰＰ-4阻害薬」と注射薬の「ＧＬＰ-1受容体作動薬」があります。

※体重を減らすことは、フレイルやサルコペニアを招く恐れがあります。
また、薬はその人の体質や症状によって、副作用が生じる場合もあります。
必ずかかりつけの医師に相談のうえ、行ってください。

ＤＰＰ-４阻害薬は、近年とくに広く用いられるようになった治療薬ですが、その理由として次のポイントがあげられます。

●のみ薬なので手軽に使用できる
●インスリン分泌が低い日本人に対して高い効果がある
●週1回の使用ですむ種類もあり、服薬管理の負担を減らす
●心筋梗塞や脳卒中などの「心血管系の疾病」を増やさない
●単独で低血糖を起こさない

現在の糖尿病治療では、「血糖値の上昇を抑える」と同時に、「低血糖を防ぐ」ことがとても重要な課題です。低血糖が進むと命にかかわることもあり、とくに65歳以上の高齢の方で重症化しやすいことがわかっています。従来よく使われていたＳＵ薬（スルホニル尿素薬）は、治療効果が高い反面、重い低血糖を起こしやすいため、ＤＰＰ-４阻害薬に切り替えるケースも増えています。

いっぽうＧＬＰ-１受容体作動薬も、今とても注目されている治療薬です。注射薬とはいえ簡単に打て、週１回投与するだけで効果のある種類も出ています。また、ＤＰＰ-４阻害薬と同じく単独で低血糖を起こすことはありませんし、血糖を下げる作用も強い。そして、とくに大きなメリットが次の２点です。

●「心血管系の疾病」を増やさないだけでなく、減らすこともある

●食欲を抑えて体重を減らす

ただし、体重を減らす必要がない場合は、食欲不振から低栄養になり、フレイルやサルコペニアにつながる恐れがあるため、必ず専門医と相談のうえ治療を進めるよう注意してください。

このように、高い効果が期待されるインクレチン関連薬ですが、あくまでも「血糖コントロールのサポート役」にすぎません。食事や運動などの生活習慣の改善を基本としながら、上手に活用してください。

尿に糖をたくさん排出して血糖を下げる「ＳＧＬＴ２阻害薬」

薬物治療の進化を象徴する出来事として、２０１４年に、これまでの概念をくつがえす治療薬「ＳＧＬＴ２阻害薬」が発売されました。従来の治療は、尿に糖が出ないようにするものでしたが、ＳＧＬＴ２阻害薬はまったく逆の発想から生まれたもの。尿に糖を出すことで血糖を下げるのみ薬です。

ＳＧＬＴ２阻害薬を使用すると、１日あたり80～１００ｇの糖が尿に出されます。

１００ｇですから、大体４００㎉のエネルギーを毎日排出していることになり、血糖値を改善すると同時に体重が減ります。インクレチン関連薬の「ＧＬＰ-１受容体作動薬」も体重を減らしますが、それは注射薬。これは、のみ薬という手軽さも注目の理由です。ただし、いずれも前述のように、低栄養によるフレイルやサルコペニアにつながる恐れがあるため、必ず専門医にご相談ください。

それだけではありません。ＳＧＬＴ２阻害薬のなかには、脳・心血管死のほか、非致死性の心筋梗塞や脳卒中を減らし、心不全による入院を減らす種類があることも明らかになっています。また、糖尿病では腎臓の合併症を防ぐことがとても重要ですが、ＳＧＬＴ２阻害薬に腎機能の悪化を止める種類があることもわかってきました。ただし、これは欧米の研究をもとにしたエビデンス。日本人に関して適応するかは、今後の動向に注目したいところです。

またそのいっぽうで、次のような副作用のリスクがあります。

●尿の量が増えて、脱水ぎみになる
●体重が減ることで、フレイルやサルコペニアを招く危険がある
●とくに女性の場合は、性器感染症を起こしやすくなる
●ケトン体が増えて「ケトアシドーシス」につながりやすくなる

「ケトアシドーシス」とは、脂肪の分解によってできたケトン体という物質が血中に増え、血液が酸性に傾くこと。これになると、吐きけや胸のむかつき、嘔吐《おうと》、腹痛といった症状が現れ、ときには意識を失うなど命に危険が及ぶこともあります。そのため、早急に治療を開始しなければなりません。

注射薬

〔インスリンを補う〕

- **インスリン製剤**……インスリンそのものを補う。

〔インスリンの分泌を促す〕

- **GLP-１受容体作動薬**……インスリンの分泌を促すほか、食欲を抑える。

のみ薬

〔インスリンの分泌を促す〕

- **スルホニル尿素薬（SU薬）**……インスリンの分泌を促進する。
- **グリニド薬**……よりすみやかにインスリン分泌を促進し、食後血糖値を改善する。
- **DPP-４阻害薬**……インスリン分泌を促すインクレチン（GLP-１など）を分解してしまうDPP-４酵素を阻害する。

〔インスリンの働きをよくする〕

- **ビグアナイド薬**……肝臓でのブドウ糖の産生を抑える。
- **チアゾリジン薬**……脂肪組織に作用して筋肉や肝臓でのインスリンの働きをよくする。

〔糖の吸収・排泄を調節する〕

- **α-グルコシダーゼ阻害薬**……小腸に作用。摂取した炭水化物の分解を遅らせ、食後血糖値を改善。
- **SGLT２阻害薬**……尿に糖を出すことで血糖を下げる。

・「インスリン注射」の真実

早めにインスリン注射を打てば発症前の状態に戻れることも！

河盛隆造さん
順天堂大学名誉教授、順天堂大学大学院医学研究科（文部科学省事業）スポートロジーセンターセンター長

インスリンが発見され、治療に用いられて早100年経ちましたが、いまだに血糖値を確実にコントロールする特効薬として活用されています。しかし、「インスリン注射」は、食事・運動療法、さらにはのみ薬を加えても、もはやインスリン分泌が刺激されず、血糖値が高いままの状況が続くようになったときに、「最終的な手段ですよ」と用いられることが現状。ですがこの状態になってからでは、インスリンを注射で補っても、β細胞※の代わりに血糖値をコントロールするだけで、β細胞のインスリン分泌を回復することが困難になっていて、「先生、いつになったらインスリンを止められるのですか」という患者さんの不満もよく聞きます。

ところが、β細胞のインスリン分泌能力が激しく低下する前の段階にインスリン注

※β細胞は、すい臓のランゲルハンス島にある細胞。血液中のブドウ糖濃度、血糖値に対応して、的確にインスリンを分泌し、血糖値を夜間、食事摂取や運動時にも常に正常域に保つ働きをしている。

射をし、それによって良好な血糖値を維持できれば、インスリン分泌が回復し、再び発症前の状態に戻れるケースが多いことがわかりました。インスリンによる治療を今よりも早い段階から行うことで、β細胞を復活させることができるのです。

β細胞の特徴と大切なポイントは次のことです。

●本来β細胞は、生涯、血糖値をコントロールできる力を持っている

●過食、運動不足、脂質のとりすぎなどで、脂肪肝や脂肪筋になり、インスリンの働きが低下し、糖尿病を発症しても、インスリン分泌を維持し、肥満や脂肪肝などを解消すると、良好な血糖コントロールを取り戻すことができる

●インスリン注射により、正常血糖応答を維持していると、β細胞のインスリン分泌が回復し、注射はもちろん、薬も不要になることが多い

重要なメッセージは「高血糖状態を放置しないこと」。まさに今が「β細胞を回復させる分岐点」かもしれないのです。それには治療をあと回しにせず、タイミングよく手を打ちましょう。とくに「薬が効かなくなってきたようだ」という方は、インスリン注射を嫌がらず、かかりつけ医と真剣に相談しましょう。

GATTEN! COLUMN

私たち、薬を切り替えて、ラクラク改善しました！

低血糖の心配がなくなり、食事もゆっくり楽しんでいます

HbA1c　6.8%▶5.9%
空腹時血糖値　144mg/dℓ▶98 mg/dℓ

樋口 玲さん（55歳・女性）※

40歳の頃、糖尿病予備群になり、食事も気をつけてはいましたが、48歳で糖尿病と診断。51歳から薬をのみ始め、ここ2年は昼食と夕食前に服薬していました。私の場合かなりやせているので、食事を減らすと、さらにやせて体力が落ちるのが悩みでしたが、新薬が近々日本にも登場するとの情報を聞き、主治医の先生に相談して経口タイプの薬に切り替えました。うれしいのは、朝外出前に1回薬をのむだけでよく、なにより低血糖の不安が解消したこと。今後はもっと夫婦で旅行でもして、食事をゆっくり楽しみたいですね。

注射の回数が減らせた！ 運動時の血糖コントロールもラクに

HbA1c　7.9%▶6.5%
空腹時血糖値　123mg/dℓ▶112 mg/dℓ

宮川 滋さん（62歳・男性）※

糖尿病と診断されたのは40代後半。経口薬からインスリン注射になり、1日4回投与していましたが、HbA1cが7.9%と急上昇したのを機に、入院してインスリンを徐々に減らし、注射タイプのインクレチン関連薬に切り替えました。すると注射の回数が減ってラクに。

また、以前は運動量と薬の調整が難しく、低血糖も経験しましたが、この薬はその心配がないのも大きな利点です。ただ、食べすぎたり、運動をさぼると、数値に正直に表れます。薬は確かにラクですが、合併症を考えると病気を甘くみてはいけない！　今後も病気ときちんと向き合いながら、アクティブに過ごしたいです。

「血糖値を下げたい人へ　効果最速の秘策SP」（2010年12月8日放送）より
※実践者の年齢は取材当時のものです。

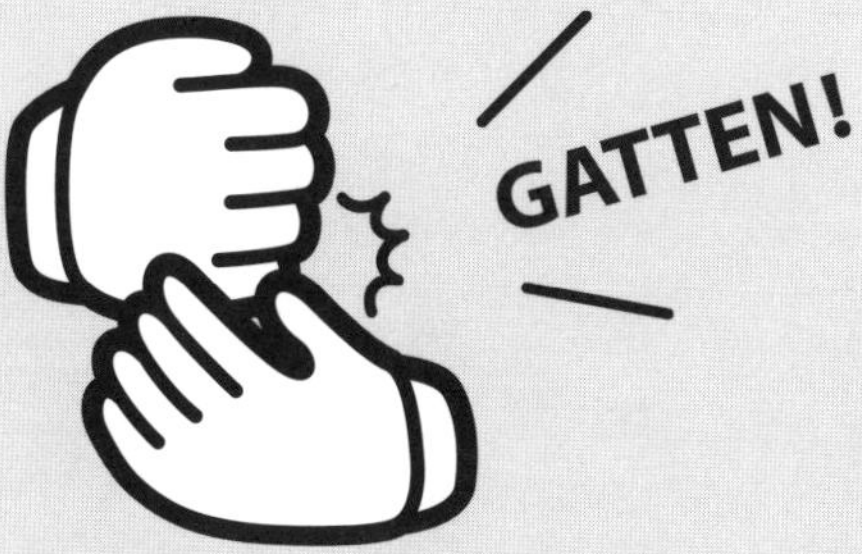

Part 5

さらに生活習慣を変えて血糖値を改善する

歯周病の治療をすることで血糖値を改善させる！

血糖値を下げるワザとして、「食事」「運動」「治療」の3つの面から見てきましたが、じつはそれ以外にも、血糖値を下げる注目のワザがあるのです！　どれも簡単なので、ふだんの生活にとり入れやすいものばかり。一度ためしてみてはいかがでしょう。

その筆頭にあげたいのが、「歯周病治療」です。

「歯周病」は、日本人の7割がかかっているとされています。口の中の細菌によって歯ぐきに炎症が起こり、歯を支える骨までが失われていく病気で、最終的には歯が抜け、中高年が歯を失う最大の原因になっています。

ところがそれだけではなく、「歯周病が、健康寿命にかかわる全身の病気を招く」ことがあると、数多くの研究から明らかになってきました。それも、自覚症状なく進むため、気づいたときには、思わぬ病気の誘因になっていることも多いのです。

そのひとつが「2型糖尿病」です。歯周病菌が増えると、血糖値を下げるインスリンの働きを阻害する物質が増え、血糖値が下がりにくくなってしまいます。

さらに歯周病菌は、歯ぐきから血管に入り込んで血栓をつくり、血管を詰まらせることもわかってきました。手足の血管が詰まると、手足の壊疽《えそ》や切断につながることもあり、心臓や大動脈で血栓ができると、心筋梗塞や脳梗塞を起こすことも考えられます。また、誤嚥《ごえん》性肺炎になるリスクを高めることもわかっています。


そのような、全身に悪影響を及ぼす歯周病を予防・改善するには、**禁煙**に加えて、歯周病菌のすみかである**「歯垢《しこう》を落とす」**ことが第一です。

そのためにも必要なのが**「毎日の歯磨き」**。歯周病は口内細菌による感染症ですから、細菌そのものと、細菌のエサとなる糖などを減らすことが必須です。

ところが実際に毎日歯磨きをしていても、歯周病になる人は数多くいます。そのため、磨き残しのないように磨き方を工夫し、「**定期的に歯科で健診を受ける**」ことが大切になります。とくに、歯に自信のある人ほど歯科に縁遠く、発見が遅れることも。自覚症状がなくても、半年から1年に1回は歯科を受診し、早期発見することが予防の近道です。また、口臭が強いのは、歯や入れ歯の手入れが行き届いていないサインなので、見逃さないように。

寝不足・寝すぎの改善で高血糖を防ぐ！

じつは寝不足も、血糖値の指標であるＨｂＡ１ｃの値が高くなる原因です。

ある研究では、日本人１０６２人を対象に、睡眠時間とＨｂＡ１ｃとの関係を調べたところ、「７～８時間睡眠をとっている人はＨｂＡ１ｃが高値の人の割合がもっとも少なく、睡眠時間が短くなるほどＨｂＡ１ｃが高値の人の割合が多い」という結果が出ました。その原因は、起きているあいだは、活動に必要な糖を血中に供給するためにストレスホルモンが分泌され、つねに血糖値を上げて、いつでもエネルギーとして使えるように準備をしているからだと考えられています。

さらに、「睡眠時間が長すぎる人にも、ＨｂＡ１ｃが高値の人が多い」と報告されています。これは、睡眠時間が長すぎると、体の体内時計が狂ってしまい、それによって、寝不足の人と同様にストレスホルモンが出て、ＨｂＡ１ｃの値が高くなってしまうと考えられているからです。

医療監修（118～119ページ）◎稲垣暢也さん（京都大学医学部附属病院糖尿病・内分泌・栄養内科教授）

つまり、寝不足も寝すぎも血糖値に悪影響を及ぼすため、ＨｂＡ１ｃを高値にしないためには「質の良い睡眠をとる」ことを心がけたほうがよいということです。
そこで、睡眠の質を上げて、「睡眠力をアップさせる方法」をお伝えしましょう。

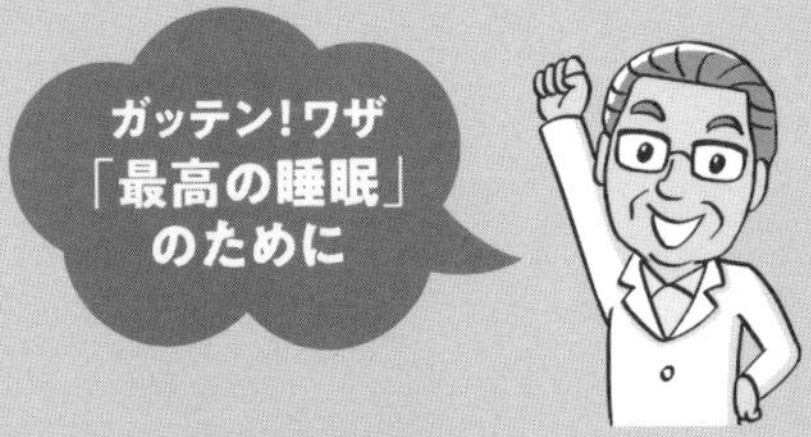

眠気を誘う！
「寝る1時間半前の入浴」ワザ

実践のポイント

- 寝たい時間の**1時間半前**に入浴
- 40℃のお湯に**15分**が目安
- 寝る直前に入浴するときは、**シャワー**で済ませる

番組では、よりよい睡眠を身につけるために、睡眠のスペシャリスト・西野精治さんのワザを紹介しました。

日本人は睡眠時間が世界的にみても短いというデータがあり、睡眠の悩みを抱える人は数多くいます。西野さんは、健康維持のためにもできるだけ十分な睡眠をとってほしいと願いますが、どうしても時間がとれない人には、「最初の90分間、深く眠る」ことをすすめています。それは、人間の体内では、コレステロールを減らしたり、骨や筋肉を維持したりするのに役立つ「成長ホルモン」のほとんどが、入眠直後の深い睡眠中に分泌されるからです。

そこでこの「寝る1時間半前の入浴」ワザ。西野さんは、「寝る１時間半ほど前に入浴すると、寝つきがよくなる」といいます。

その理由は、深部体温の変化。入浴後はいったん深部体温が上がりますが、その後、入浴前よりも下がるタイミングが来ます。このとき眠気がくるため、これを逃さずに就寝すれば、最初の90分間で深い眠りにおちやすくなるというわけです。

「足のセルフケア」で糖尿病の合併症を予防する

糖尿病が進むと、末端組織に血行障害や神経障害を起こしやすくなります。とくに注意が必要なのが「足」。感覚がにぶって傷やケガに気づかない場合があり、また栄養や酸素など傷の回復を助ける成分が行き届かないために、傷の回復が遅れ、化膿《かのう》しやすくもなります。そのため、ささいなケガが足の壊疽《えそ》や切断など、重大な結果につながることもあるのです。

それを回避するためにおすすめなのが「足のセルフケア」。重要なのは「足の観察」と「傷や感染の予防」です。足を毎日観察していると、知らずにできていた小さな傷や変色に気づくことができます。もし「何だろう？」と異変に気づいたら、どんなに小さなことでも**自己判断せず、医師に相談のうえ、定期的な観察を続けていくことをおすすめします。**また、足に合った靴を選ぶことで、靴ずれやマメができるのを防止できます。足は毎日洗い、清潔な靴下をはくことは、感染症の予防になります。

ポイントを次ページにまとめました。毎日の習慣にしてください。

医療監修（120～121ページ）◎稲垣暢也さん（京都大学医学部附属病院糖尿病・内分泌・栄養内科教授）

足の観察ポイント

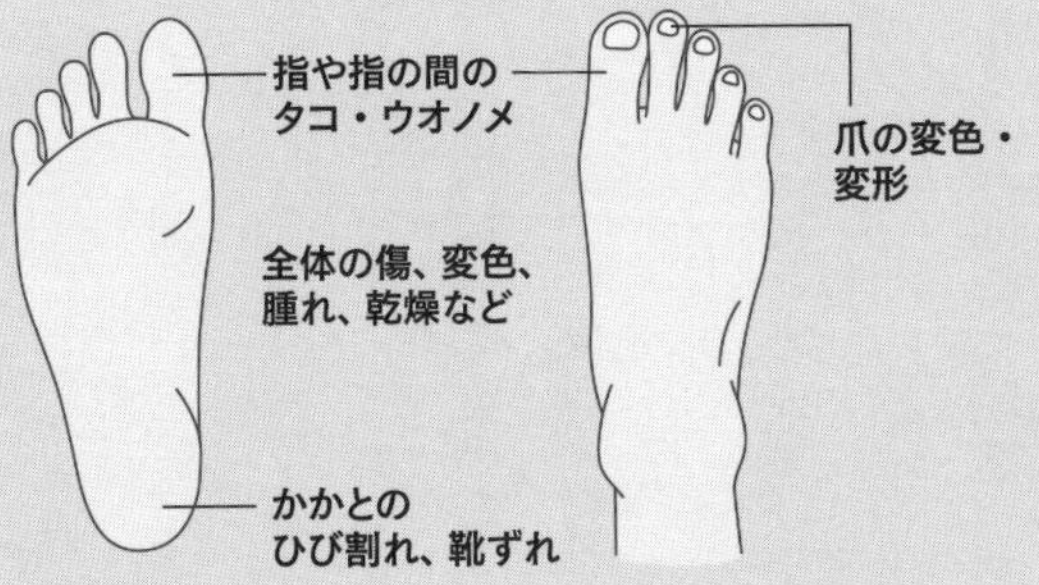

〔足の観察〕

●毎日足のチェックを行う。
見づらいところは鏡を利用したり、家族に協力してもらう。
入浴後など、観察するタイミングを決めておくと習慣にしやすい。

●蒸れやすい指のあいだや爪は水虫などにも注意。

●巻き爪も指を傷つけるので早めに手当てを。

●靴下に血液などが付着していないかもチェック。

●小さな傷や変色でも、異常があったら決して自己判断せず、早期に治療を受ける（「フットケア外来」など）。

〔足の洗浄〕

●足は毎日石けんで洗ってよく流し、水をふき取る。

●蒸れないように指のあいだも十分に乾燥させてから、清潔な靴下をはく。

〔ケガの予防〕

●靴ずれやマメができないように、足に合った靴を選ぶ。

●はだしやサンダル、草履で歩くのは、ケガのリスクが高いので避ける。

●靴の中の小石で傷つくこともあるので、靴に異物がないかも確認する。

●風呂の湯の温度は、事前に手や温度計で確認する。
感覚がにぶっていると湯の熱さに気づかず、やけどを負うことも。

「自己測定器」を活用して血糖値を改善！

糖尿病治療では、「食事」や「運動」の改善に加え、必要な場合は患者さんの状態に合わせて「薬を使った治療」を続けていきます。昨今、これらに次ぐ「第4の治療法」として注目されているのが、「血糖値を自分で測って記録する」こと。

血糖値の自己測定には、おもに次のようなメリットが期待されます。

●自覚しにくい血糖値の変動を、自分で確認できる

●どのタイミングで血糖値が変動するかを知ることで、生活習慣や体質に合った改善策を見つけられる

●血糖値が下がったときの喜びがやる気につながり、より前向きに治療に取り組めるようになる

●食事の1～2時間後に測定すれば、健診で見逃されやすい「食後高血糖」（食後血糖値が異常に高くなること。38ページ参照）の発見につながる

●無自覚な「低血糖」を見つけやすくなる

医療監修（122～123ページ）◎稲垣暢也さん（京都大学医学部附属病院糖尿病・内分泌・栄養内科教授）

血糖コントロールの難しさは、血糖値の変動が自分ではわかりにくいことにもあります。自己測定によって、どんなときに血糖値が上がったり下がったりするのかを確認できれば、治療に生かすことができるはずです。

とくに血糖値が変動しやすい「食事や運動の前後」などが効果的ですが、測定に適したタイミングや回数は人それぞれ異なりますので、かかりつけ医に相談してみてください。ただ測って終わるのではなく、きちんと記録して、血糖値が「なぜ高くなるのか」「なぜ低くなるのか」を考えることがとても大切です。食事の内容や運動メニューと照らし合わせながら、自分に合った改善策につなげましょう。

また、自己測定は「隠れ糖尿病」や「低血糖」の発見にも有効です。

「隠れ糖尿病」とは、空腹時血糖値が正常であるため見逃されてしまう糖尿病のこと。「隠れ糖尿病」の人は食後血糖値が異常に高いのですが、健診などでは空腹時に血糖値を測定することが多く、すでに糖尿病になっていても正常だと判断されてしまう可能性があります。また、同じく見逃されやすい、無自覚な「低血糖」の危険性に気づきやすくするのにも役立ちます。

GATTEN! COLUMN

「自己測定器」の最新事情

自己測定器にはさまざまな種類がありますが、よく知られているのは指先に針を刺し、そこから出た少量の血液で測るタイプのものでしょう。基本的に、採血用の穿刺《せんし》針とそれを取りつける穿刺器具、センサーとそれを装着する測定器が必要です。

血糖コントロールに役立つとはいえ、針を刺すときの痛みが気になるところですが、痛みは最小限に抑えられるよう工夫されています。また現在は機能もかなり進化し、測定時の結果だけでなく平均値を出してくれるもの、スマートフォンにデータを転送できるものなど、それぞれに異なる機能をもっています。

また最近の注目は、数日間連続で使用できる測定器（持続グルコース測定器）で、これを活用する人も増えています。測定方法は種々あり、最初のセンサー装着時に針を挿入するものの、測定時に採血する必要がなく、専用のリーダーをセンサーにかざすだけで測定できる機器なども。いずれにおいても、連続した測定が可能になるため、

医療監修（124～125ページ）◎稲垣暢也さん（京都大学医学部附属病院糖尿病・内分泌・栄養内科教授）

血糖値の変動を示す「血糖トレンド」を推測しやすくなります。

ただし、穿刺針を使う測定器とは異なり、血糖値そのものは測定できません。測定するのは、「間質液」に含まれるブドウ糖の量であり、その値から血糖トレンドを「予測」するのです。そのため、採血による測定が別途必要になる場合もあります。

血糖トレンドは、いまや糖尿病治療におけるキーワードのひとつ。血糖トレンドをみて変動の幅が大きいことがわかれば、適切に対処することで低血糖や合併症などの予防につなげることができます。それぞれのメリット・デメリットを考慮しつつ、かかりつけ医と相談しながら、自分に合った測定器を選んでみてください。

なお、測定器の購入が保険適用となるのは、注射器を使用中の方などに限られ、機種によっても異なります。詳しくは、かかりつけ医や薬剤師におたずねください。

持続グルコース測定器	穿刺タイプの測定器
24時間、数日間にわたる測定が可能なため、血糖トレンドの予測に役立つ。服の上から測れるタイプのものもある。	指先などに針を刺して血糖値を測る。機器に装着する穿刺針やセンサーは、使うたびに取り替える。

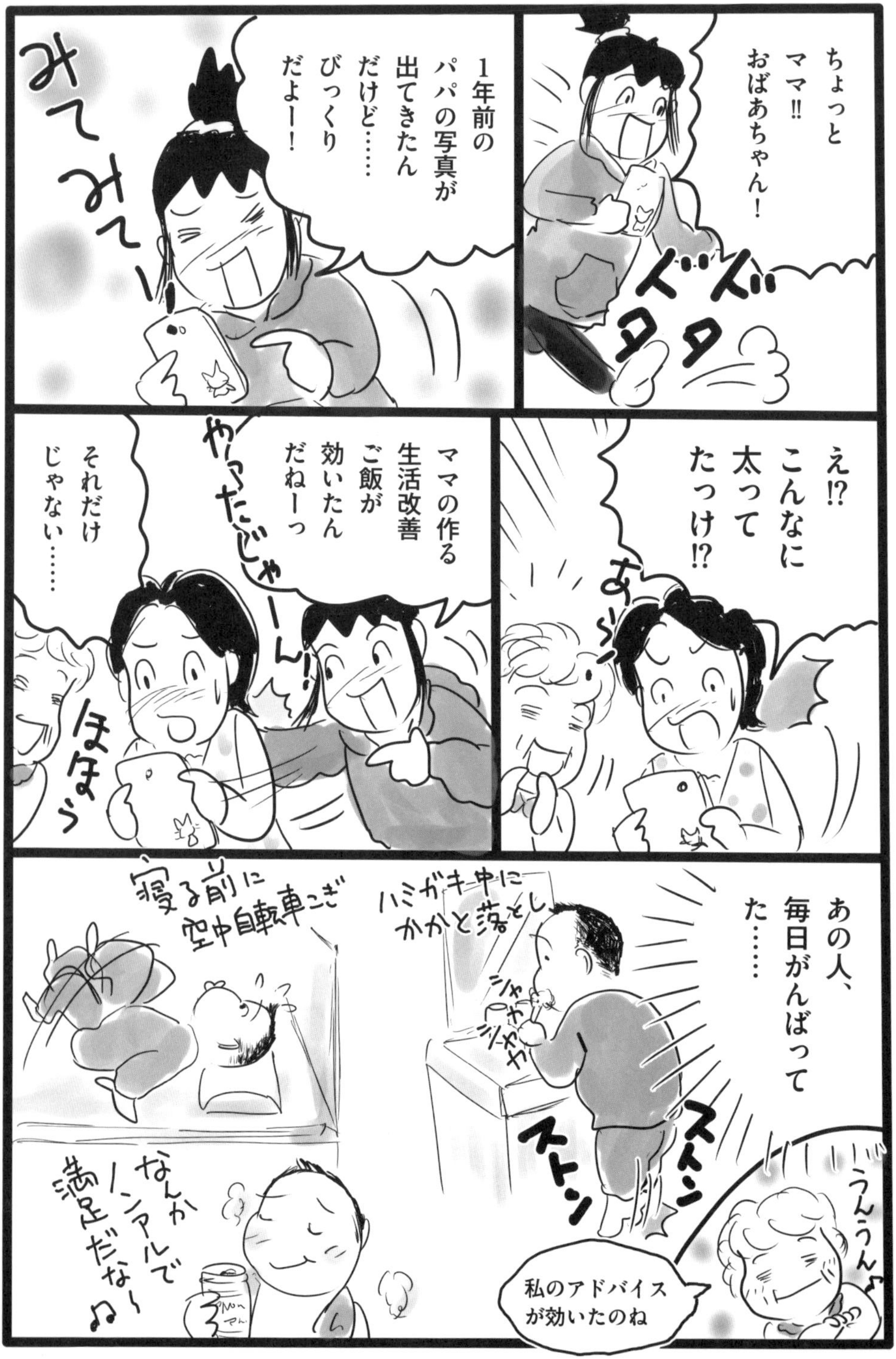
ちょっとママ!! おばあちゃん!
1年前のパパの写真が出てきたんだけど……びっくりだよーー!
みてみてー!
え⁉ こんなに太ってたっけ⁉
あら
ママの作る生活改善ご飯が効いたんだねーっ
やったじゃーん!!
それだけじゃない……
ほほう
あの人、毎日がんばってた……
ハミガキ中にかかと落とし
シャカシャカ
ストン ストン
寝る前に空中自転車こぎ
うんうん♪
私のアドバイスが効いたのね
なんかノンアルで満足だな〜♪

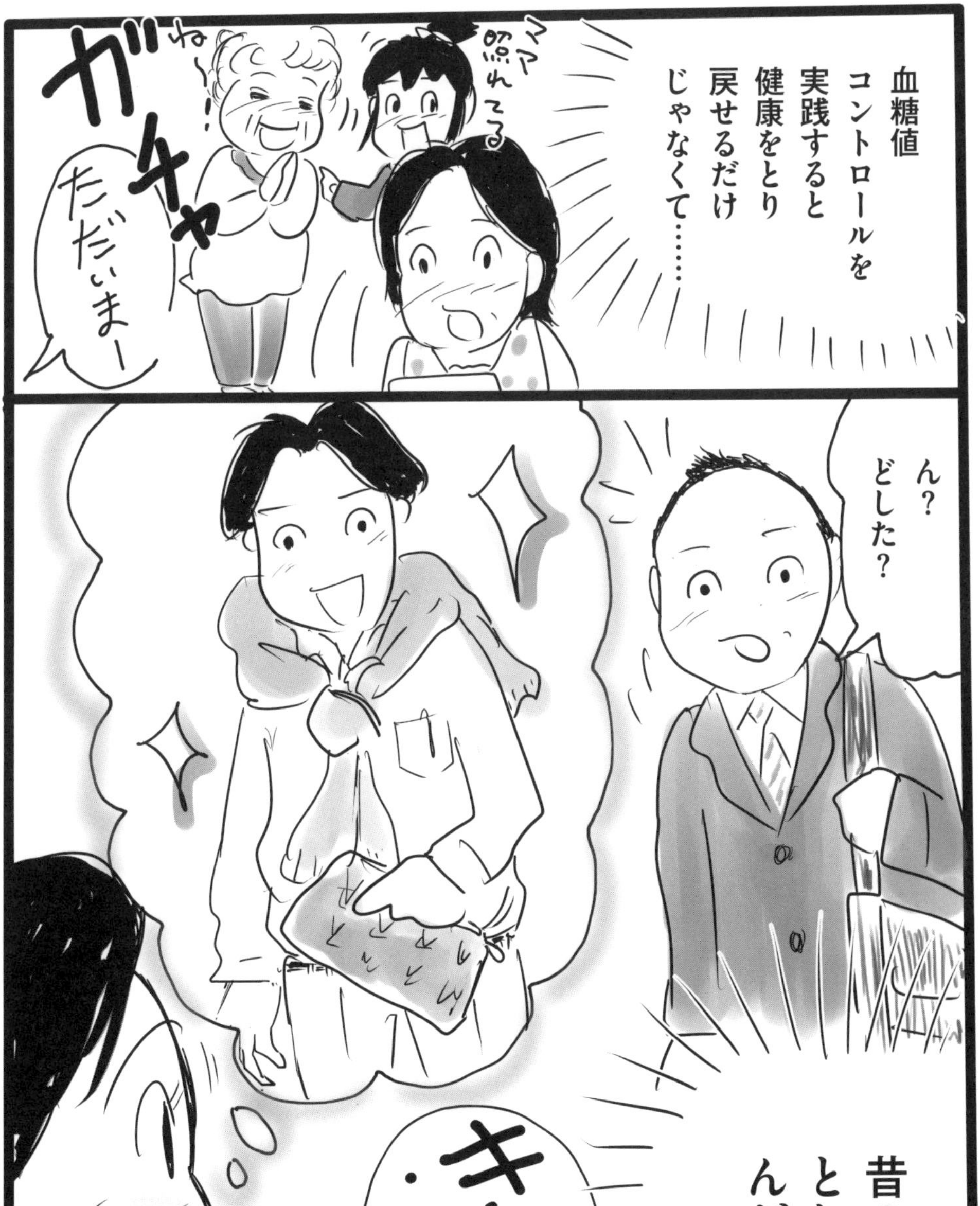
血糖値コントロールを実践すると健康をとり戻せるだけじゃなくて……
ママ照れてる
ね～!!
ガチャ
ただいまー
ん?どした?
昔の姿もとり戻せるんだ!!
きゃ……♥

■NHK「ガッテン！」番組制作

制作統括 —— 宇野央康

■出版物制作スタッフ

デザイン —— 北路社
マンガ ——— エビ沢キヨミ
イラスト —— はやかわくにこ、細川夏子、秋葉あきこ
撮影 ———— 松川真介、有賀 傑、中川カンゴロー、中川真理子
料理 ———— 渡辺あきこ、金丸絵里加、牧野直子、石川範子
校正 ———— 鷗来堂
取材・文 —— 髙森千織子、藤田幸恵、志賀桂子
編集 ———— 深山里映

NHKガッテン！
血糖値を下げる！ 名医・専門家のアドバイス付き【最新】科学ワザ

編　者　NHK第3制作ユニット（科学）、
　　　　主婦と生活社「NHKガッテン！」編集班
編集人　澤村尚生
発行人　倉次辰男
発行所　株式会社　主婦と生活社
　　　　〒104-8357　東京都中央区京橋3-5-7
　　　　TEL 03-3563-5058（編集部）
　　　　TEL 03-3563-5121（販売部）
　　　　TEL 03-3563-5125（生産部）
　　　　https://www.shufu.co.jp
製版所　東京カラーフォト・プロセス株式会社
印刷所　大日本印刷株式会社
製本所　共同製本株式会社

ISBN978-4-391-15446-7

脱・糖尿病！

「食べて血糖値改善」の ひと皿おかず

本書のPart2で、「食べて」血糖値を改善するワザを紹介してきました。
では実際に「どんな料理を食べればいいのか?」。
ほんの少しですが、紹介します。参考にしてください。

水溶性食物繊維たっぷりおかず

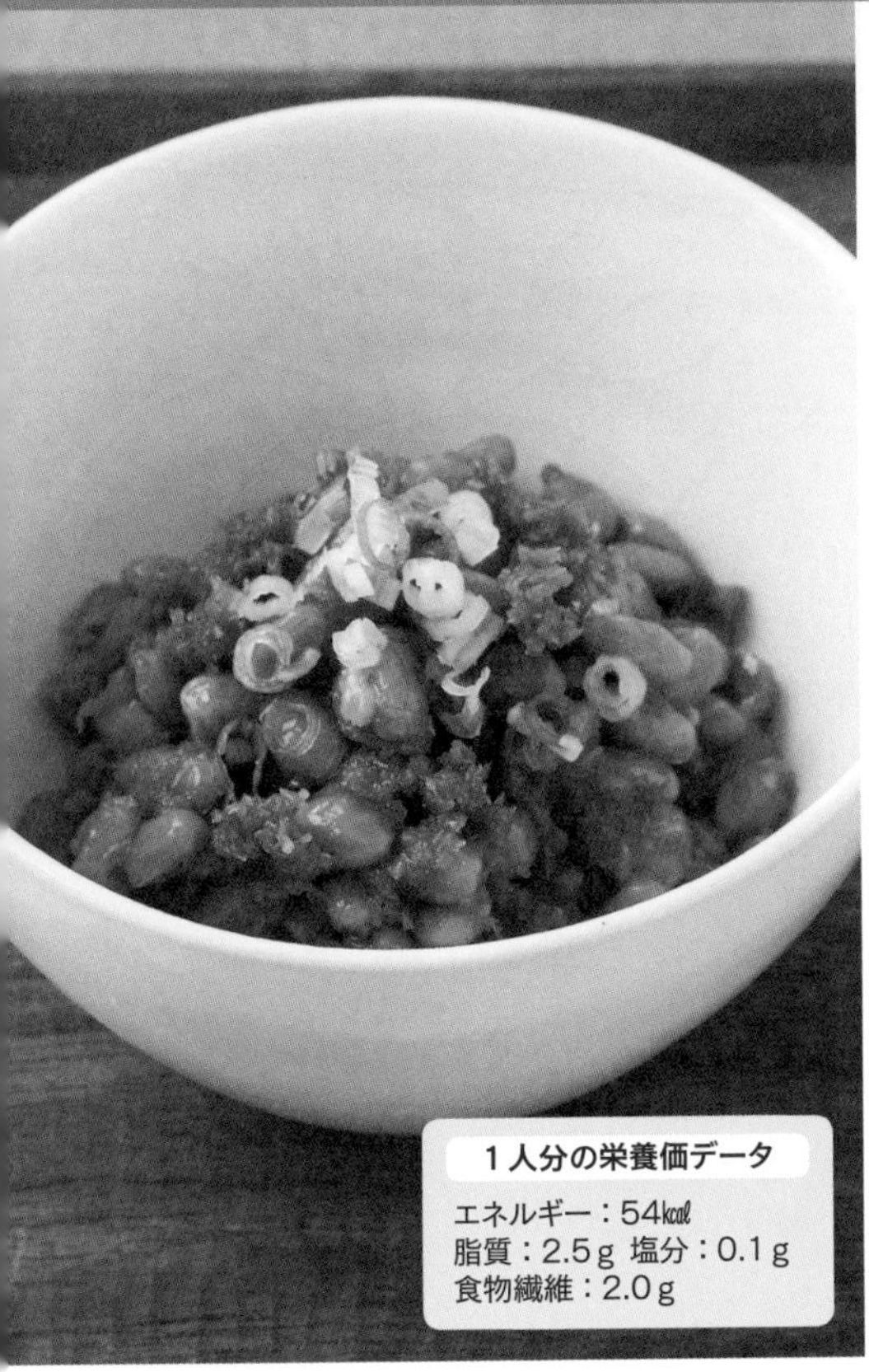

1人分の栄養価データ

エネルギー：54kcal
脂質：2.5g　塩分：0.1g
食物繊維：2.0g

ごぼうのうまみで納豆がまろやかに

すりおろしごぼう納豆

材料（2人分）

納豆…1パック（50g）　　細ねぎ…½本
すりおろしごぼう…大さじ1

作り方

❶ねぎは小口切りにする。
❷納豆は粘りが出るまで混ぜ、しょうゆ小さじ¼（分量外）、すりおろしごぼうを混ぜて器に盛り、①をちらす。

すりおろしごぼうの作り方

材料（作りやすい分量）

ごぼう…200g　水…100mℓ

※冷蔵で1週間、冷凍なら2か月保存できる。

作り方

❶ごぼうを軽く洗い、皮つきのまま5㎜幅の半月切りにする。
❷水と①をあわせ、ペースト状になるまでミキサーにかける。
❸フライパンに油をひかずに②を入れ、ヘラなどで平らにならしたらふたをして、2分ほど強火で加熱する。火をとめて全体を混ぜる。

すりおろしごぼうは、料理に加えると、コクと風味がアップ！　密閉保存袋に薄くのばして冷凍すれば、必要なぶんだけちぎって使え、超便利。

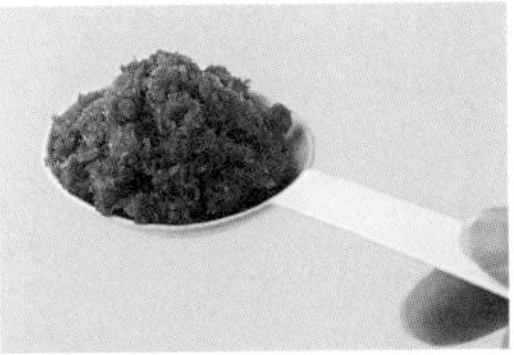

ほたてときのこのうまみたっぷり

きのこ鍋

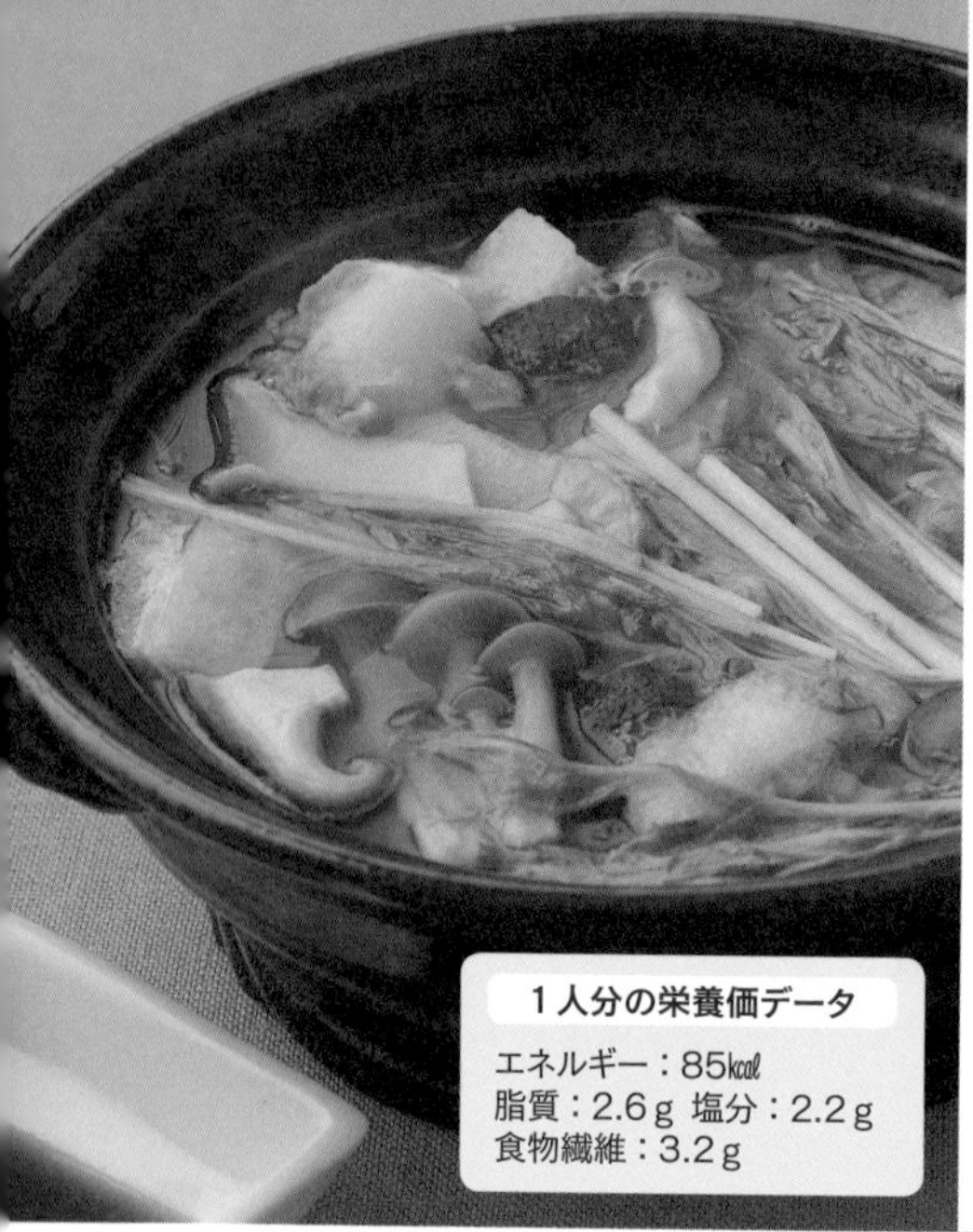

1人分の栄養価データ

エネルギー：85kcal
脂質：2.6g　塩分：2.2g
食物繊維：3.2g

材料（2人分）

しめじ…50g
しいたけ…2個
エリンギ…60g
ほたて（ゆでたもの）…4個（60g）
油揚げ…½枚
水菜…50g
だし汁…3カップ
塩…少々
ポン酢…適宜

作り方

❶きのこはすべて石づきをとる。しめじは小房に分け、しいたけは4つに切る。エリンギは長さを半分に切り、縦に5㎜厚さの薄切りにする。
❷ほたては半分に切る。油揚げは熱湯でゆでて油を抜き、短冊切りにする。水菜は6～7㎝長さに切る。
❸鍋に塩で味をととのえただし汁と①を入れて煮立て、弱火で2～3分煮る。②を入れてさっと煮る。
❹汁はそのまま味わい、具にはポン酢をつけても。

やさしいねぎの甘みを味わう

長ねぎのスープ煮

材料（2人分）

長ねぎ…1本
鶏がらスープのもと…小さじ½
昆布…4㎝角

作り方

❶長ねぎは3㎝長さに切る。
❷鍋に水1カップ（分量外）と材料をすべて入れ煮立て、ふたをして弱火でねぎがやわらかくなるまで8～10分煮る。

1人分の栄養価データ

エネルギー：20kcal
脂質：0.1g　塩分：0.4g
食物繊維：1.5g

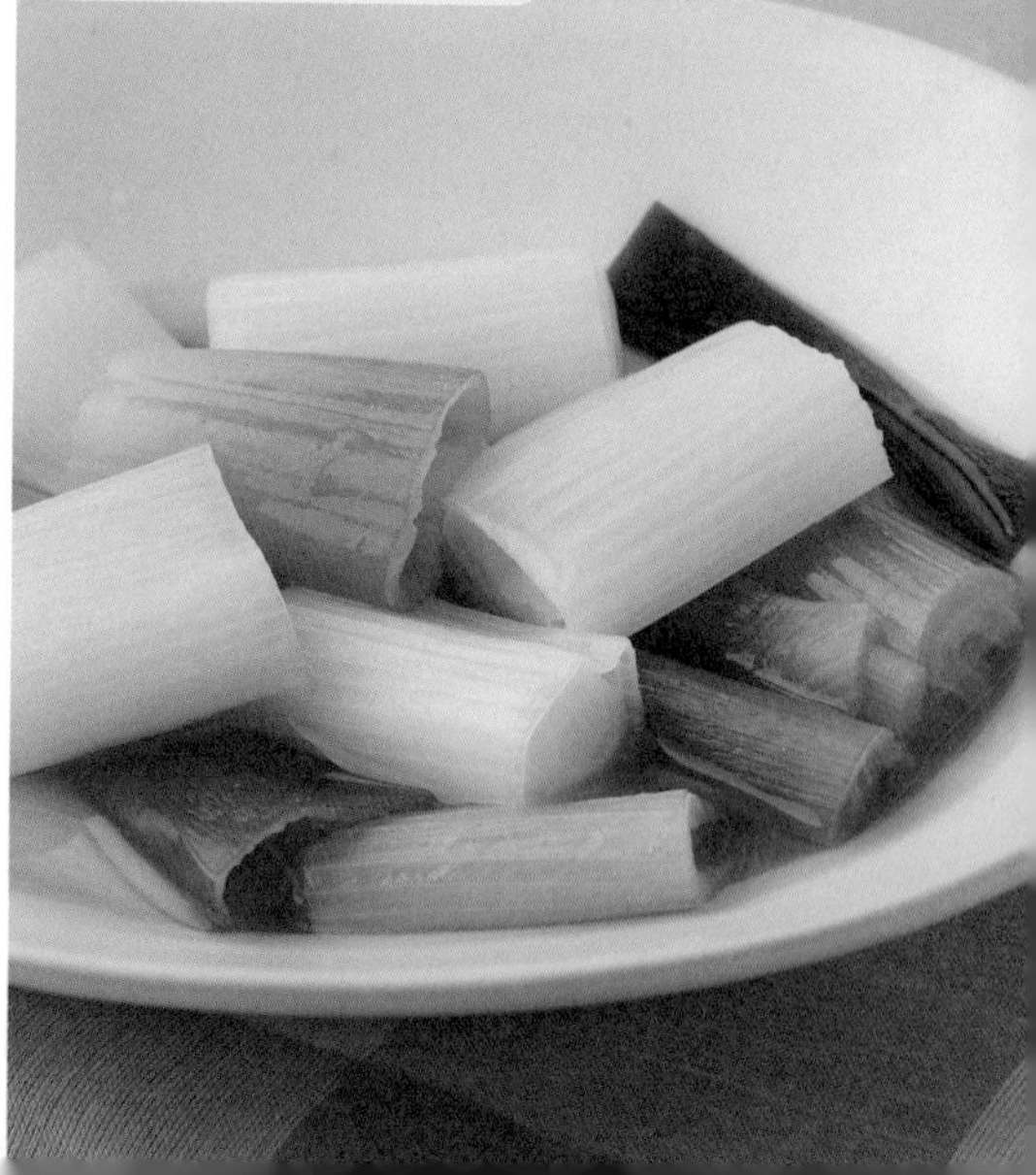

長いものピクルス

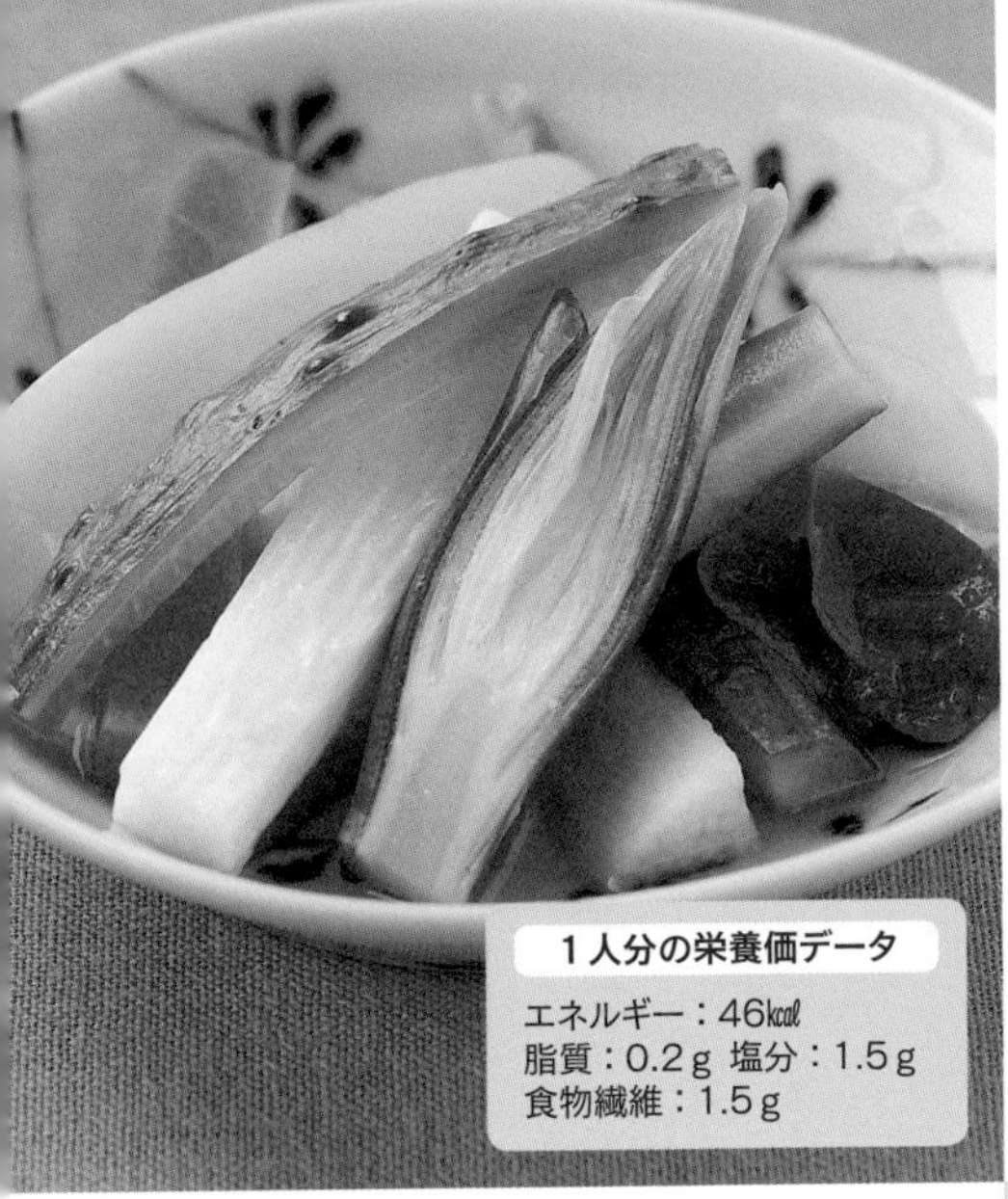

1人分の栄養価データ
エネルギー：46kcal
脂質：0.2g　塩分：1.5g
食物繊維：1.5g

シャキシャキの生の長いもが、ゆっくり消化作用を発揮

材料（4～6人分）

長いも…150g
きゅうり…1本（100g）
セロリ…1本（100g）
にんじん…$\frac{1}{2}$本（100g）
黄パプリカ…$\frac{1}{2}$個（80g）
みょうが…3個（45g）

Ⓐ
酢…$\frac{3}{4}$カップ
かつお昆布だし…$1\frac{1}{2}$カップ
砂糖…大さじ5
あら塩…小さじ2
梅干し（種を取り半分にちぎる）…2個

作り方

❶小鍋にⒶを入れて煮立て、粗熱を取っておく。
❷長いも、きゅうり、セロリ、にんじんは4cm長さの拍子木切りにし、パプリカも同じくらいの大きさに切り、みょうがは縦半分に切る。
❸保存容器に①と②を入れて漬け込み、半日から一晩おく。

※日持ちは冷蔵で約5日。つけ合わせや、刻んでサラダのトッピングに。

そのまま食べても
冷ややっこにかけても！

“ネバネバオクラ”と長いものあえもの

材料（2人分）

オクラ…5本
（細かく刻んで水大さじ2を加え、1分ほどかき混ぜる。66ページ参照）
長いも…100g（縦に細切りにする）
ポン酢しょうゆ…大さじ1強
うずらの卵…2個

作り方

❶オクラと長いもを合わせ、ポン酢しょうゆであえる。
❷器に盛り、うずらの卵を割り入れる。

1人分の栄養価データ
エネルギー：61kcal
脂質：1.5g　塩分：0.8g
食物繊維：1.7g

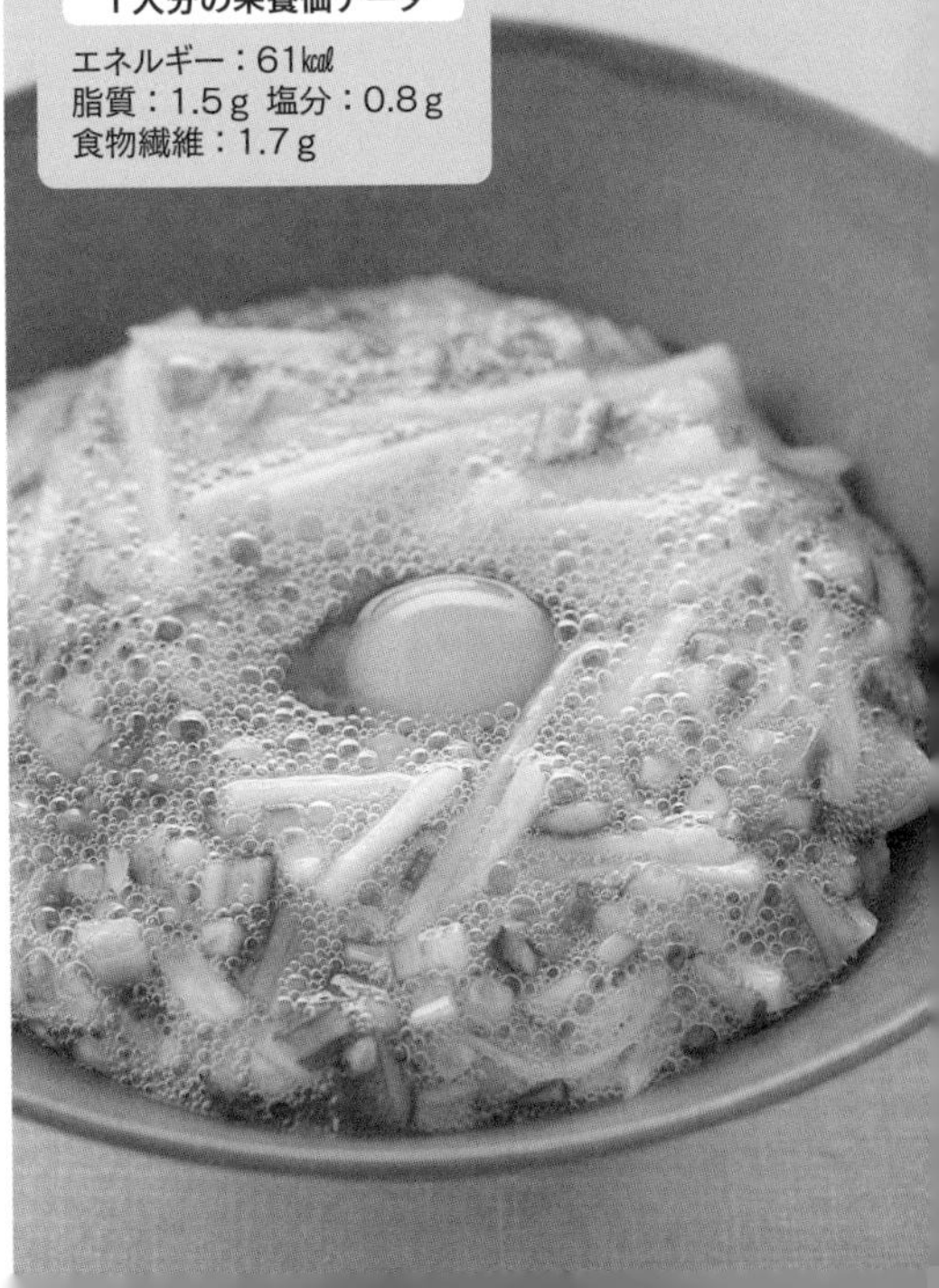

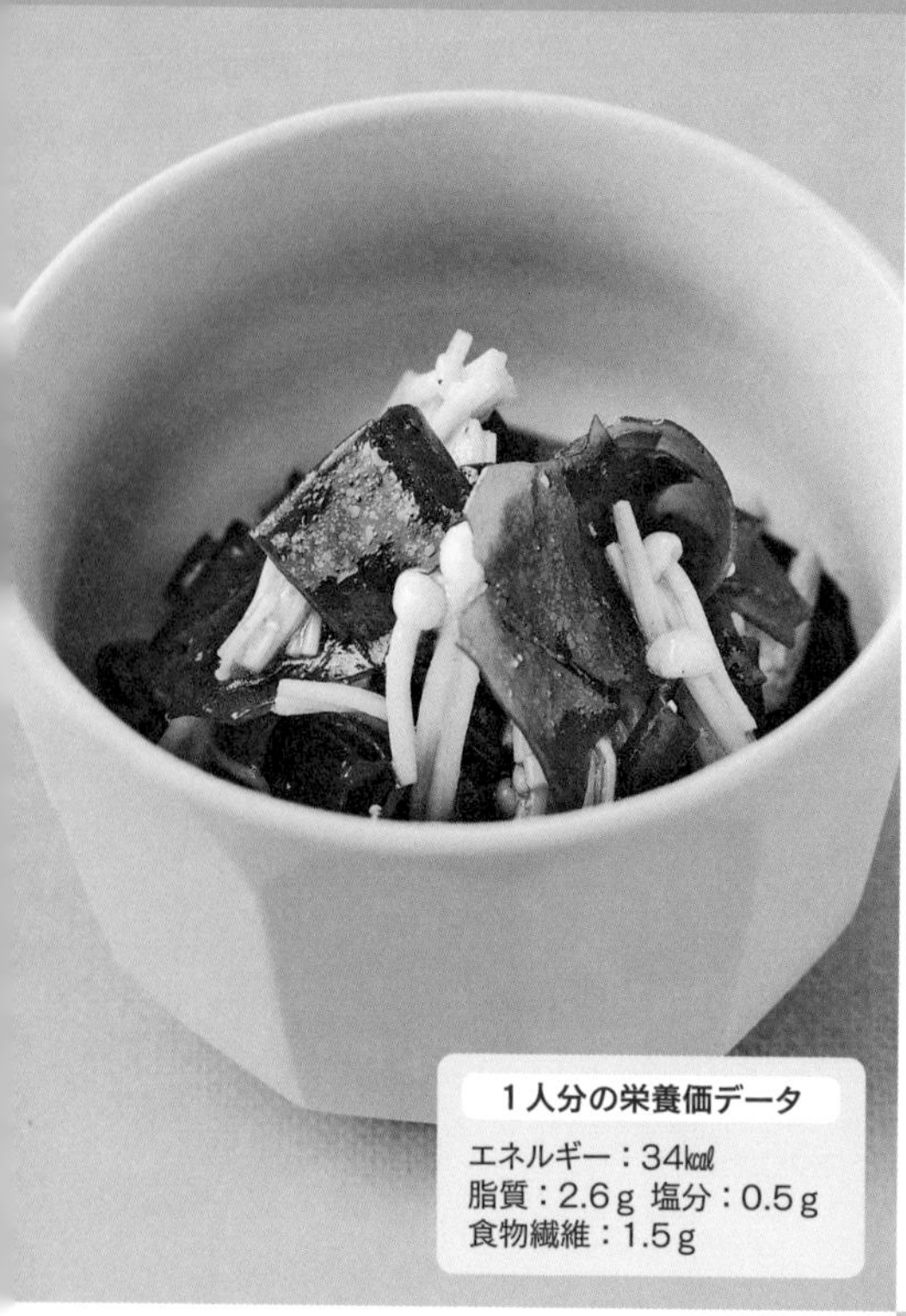

ごま油の風味でしっかり満足

わかめのナムル

材料（2人分）

乾燥カットわかめ…大さじ2（3g）
えのきたけ…50g
Ⓐ
- 白すりごま…小さじ1
- しょうゆ…小さじ1
- こしょう…少々
- ごま油…小さじ1

作り方

❶わかめは水につけて戻し、やわらかくなったら水けをきる。えのきたけは根元を切って2～3cm長さに切ってほぐす。
❷鍋に①のえのきたけ、水（分量外）を入れ、弱火でゆっくり加熱する。火がとおったら、ざるにあげて水けをきる。
❸ボウルにⒶを入れて混ぜ、①のわかめ、②を加え、あえる。

1人分の栄養価データ

エネルギー：34kcal
脂質：2.6g 塩分：0.5g
食物繊維：1.5g

しらたきとひじきで
満足感たっぷり

ひじきと大豆と しらたきの炒め煮

材料（2人分）

乾燥ひじき…10g
しらたき…100g
大豆水煮…50g
だし汁…¾カップ
Ⓐ
- しょうゆ…小さじ2
- みりん…小さじ2

サラダ油…小さじ1

※ひじきはたっぷりの水に30分つけてもどし、水けを軽く絞ってから、耐熱皿に広げて電子レンジ（600W）で1分30秒加熱する。

作り方

❶ひじきはもどして水けをきり、4～5cm長さに切る。しらたきは4～5cm長さに切り、熱湯で1～2分ゆでる。
❷鍋にサラダ油を熱し、①と大豆を入れて炒め、だし汁を加えて煮立て、Ⓐを加えて煮汁がほとんどなくなるまで煮つめる。

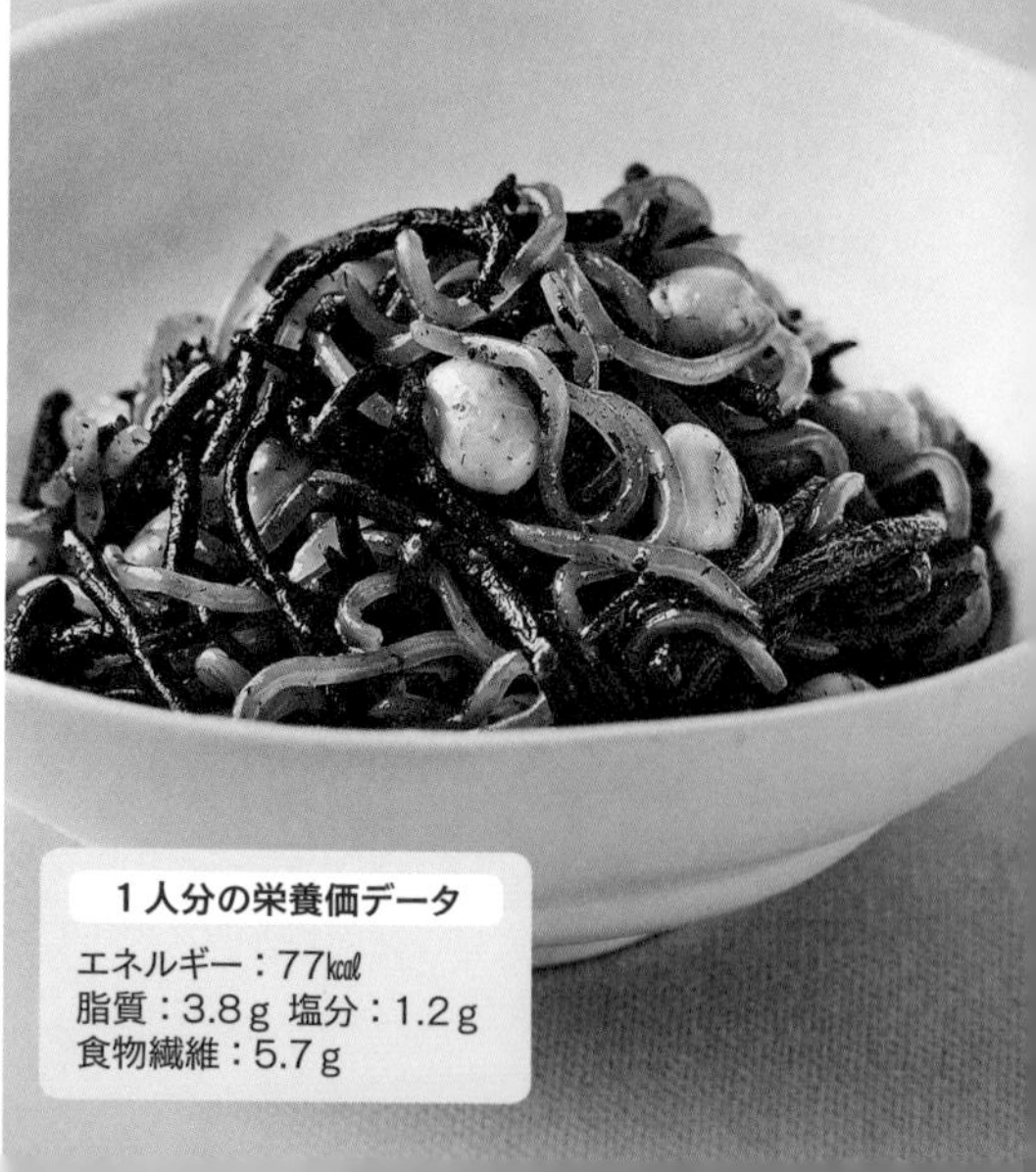

1人分の栄養価データ

エネルギー：77kcal
脂質：3.8g 塩分：1.2g
食物繊維：5.7g

かぶのとろろ昆布あえ

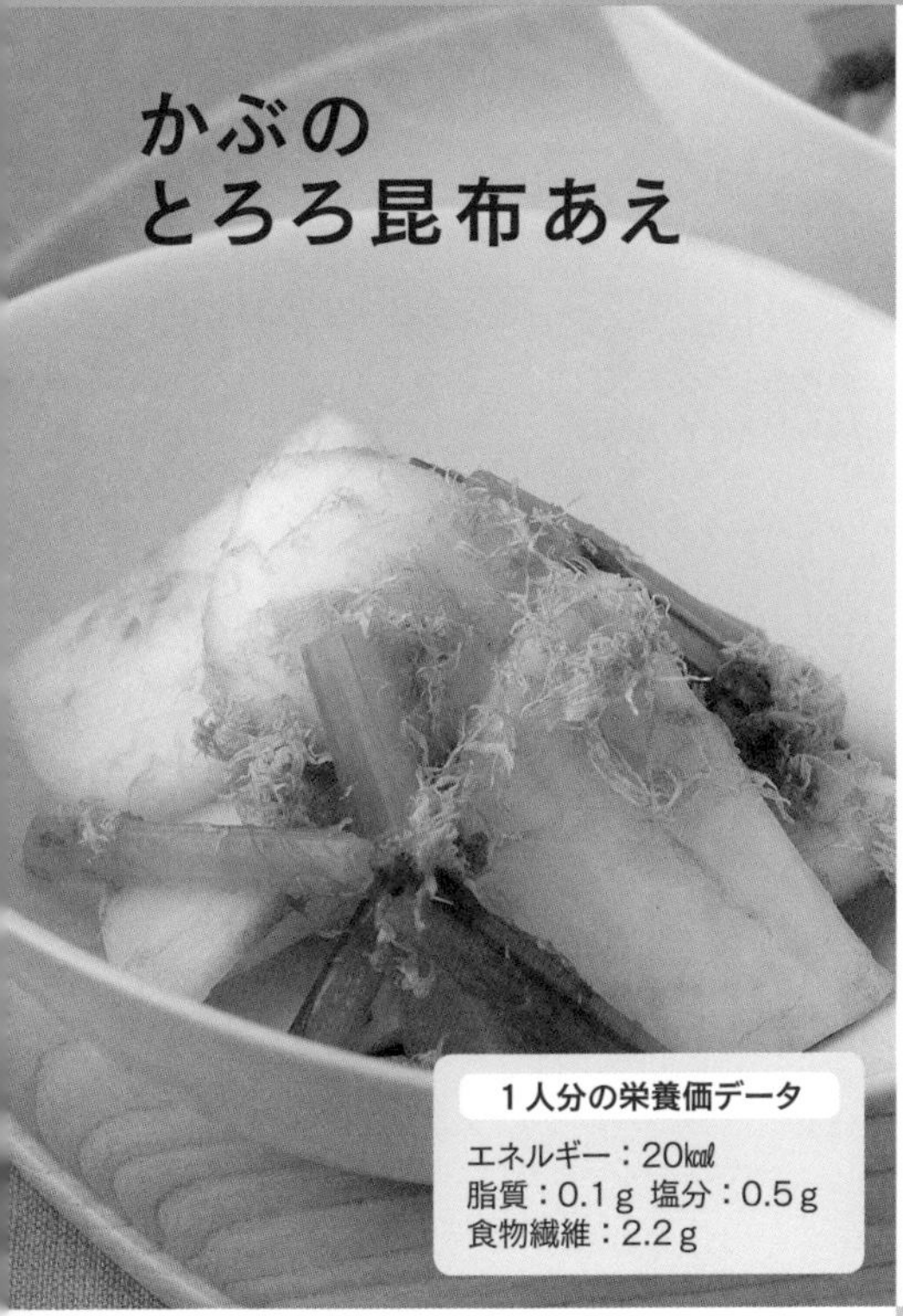

1人分の栄養価データ

エネルギー：20kcal
脂質：0.1g　塩分：0.5g
食物繊維：2.2g

かぶのさわやかさにうまみをプラス

材料（2人分）

とろろ昆布…5g
かぶ…2個（160g）
かぶの葉…50g
塩…小さじ¼

作り方

❶かぶは縦半分に切り、5㎜厚さに切る。塩をまぶして10分おき、水けをよくきる。葉は熱湯で3分ゆでて水にとり、水けを絞って4㎝長さに切る。
❷①をあわせ、短くちぎったとろろ昆布をまぶす。

きざみ野菜とめかぶあえ

めかぶのヌルヌル食感と野菜が合う

材料（2人分）

めかぶ（市販の細切り）…1パック（40g）
きゅうり（5㎜角切り）…½本
みょうが…1個
しょうが（みじん切り）…½かけ
Ⓐ［しょうゆ…小さじ1
　 みりん…小さじ1

作り方

❶めかぶは食べやすい長さに切る。
❷みょうがは縦4つ切りにして小口から薄切りにする。水にさらして水けをきる。
❸ボウルにⒶを入れて、きゅうり、しょうが、①、②を加え、あえる。

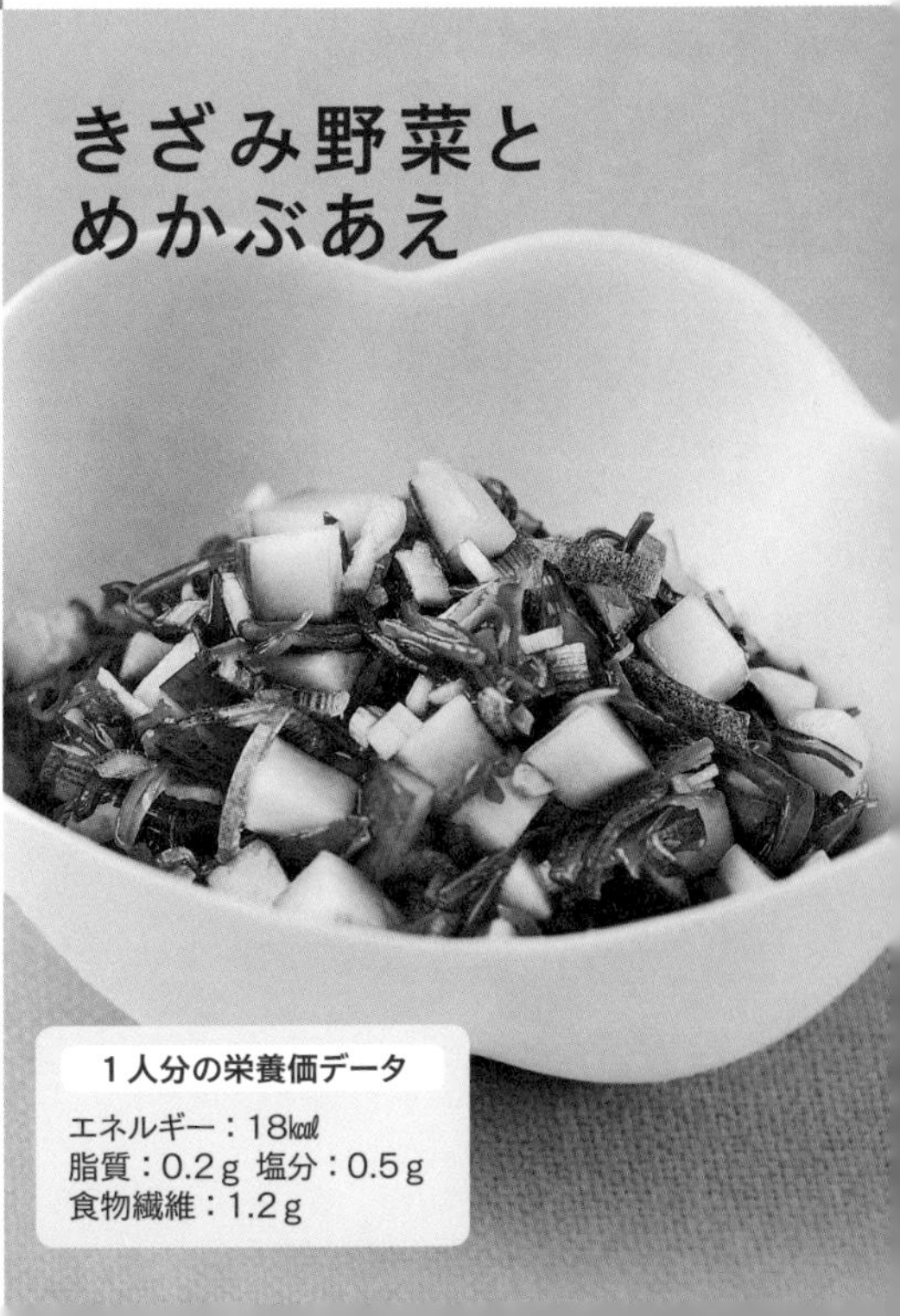

1人分の栄養価データ

エネルギー：18kcal
脂質：0.2g　塩分：0.5g
食物繊維：1.2g

さばのトマト煮

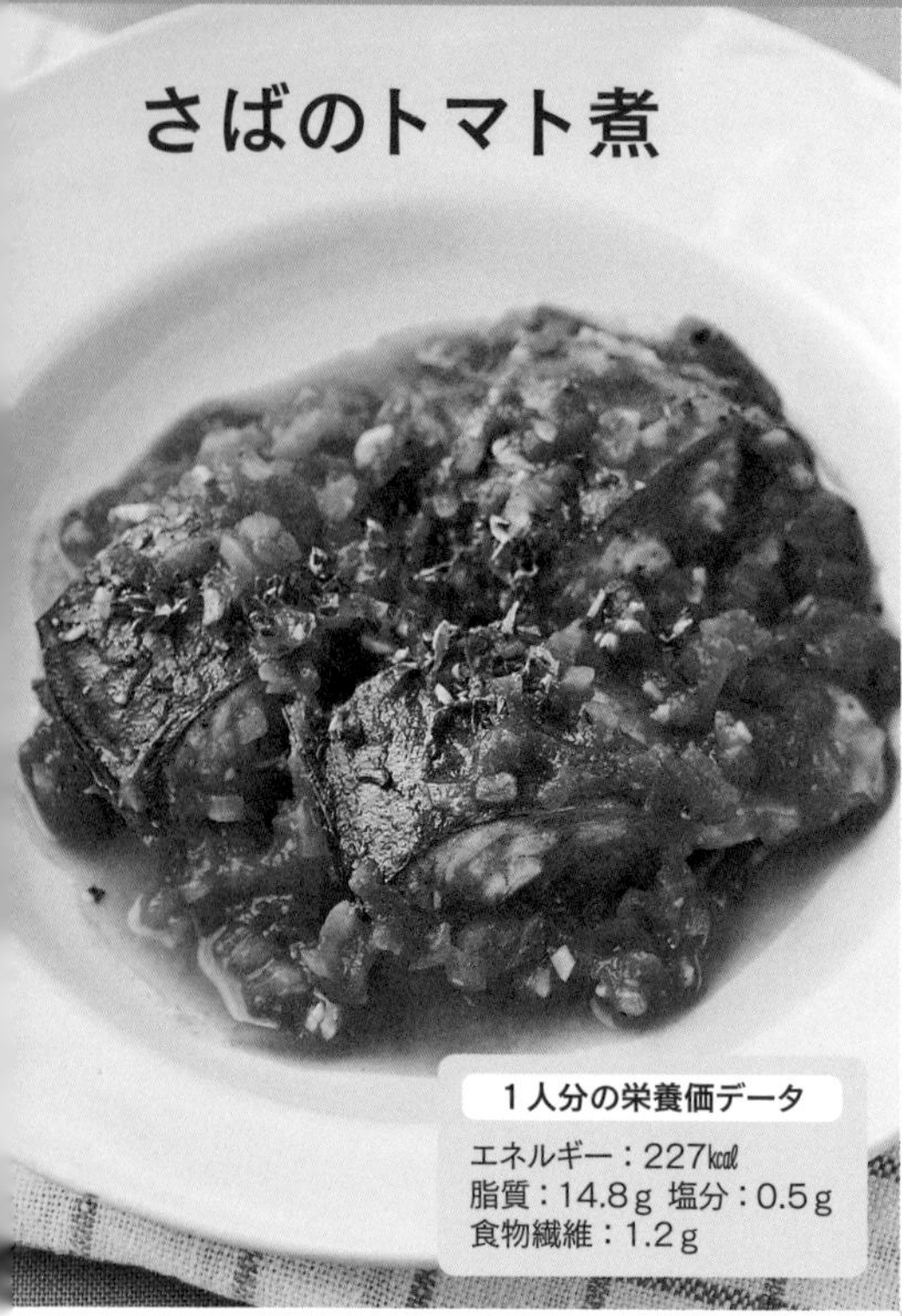

1人分の栄養価データ

エネルギー：227kcal
脂質：14.8g 塩分：0.5g
食物繊維：1.2g

トマトの酸味が
さばのうまみを引き出す

材料（2人分）

さば…½尾
玉ねぎ（みじん切り）…50g
にんにく（みじん切り）…1かけ
カットトマト（水煮）…100g
パセリ（みじん切り）…少々
白ワイン…大さじ1
塩・あらびき黒こしょう…各少々
オリーブ油…小さじ 1

作り方

❶フライパンにオリーブ油を熱し、玉ねぎ、にんにくを透き通るまで炒める。
❷さばは3㎝幅に切り、①に皮を上にして入れ、白ワイン、カットトマト、水½カップ（分量外）を加えて中火で煮立て、ふたをして弱火で12分煮る。
❸塩・こしょうをふり、器に盛ってパセリをちらす。

あじの焼きびたし

香ばしいあじを
さっぱりした酢で

材料（2人分）

あじ…2尾
玉ねぎ…50g
きゅうり…½本
赤唐辛子…½本
Ⓐ
- 酢…大さじ2
- しょうゆ…小さじ2
- みりん…小さじ1
- 砂糖…小さじ½

作り方

❶あじは3枚におろし、グリルで両面を焼く。
❷玉ねぎは薄切り、きゅうりは斜め薄切りにしてせん切りにする。赤唐辛子は種を取って小口切りにする。
❸Ⓐを混ぜ合わせてバットに入れ、①と②を漬ける。

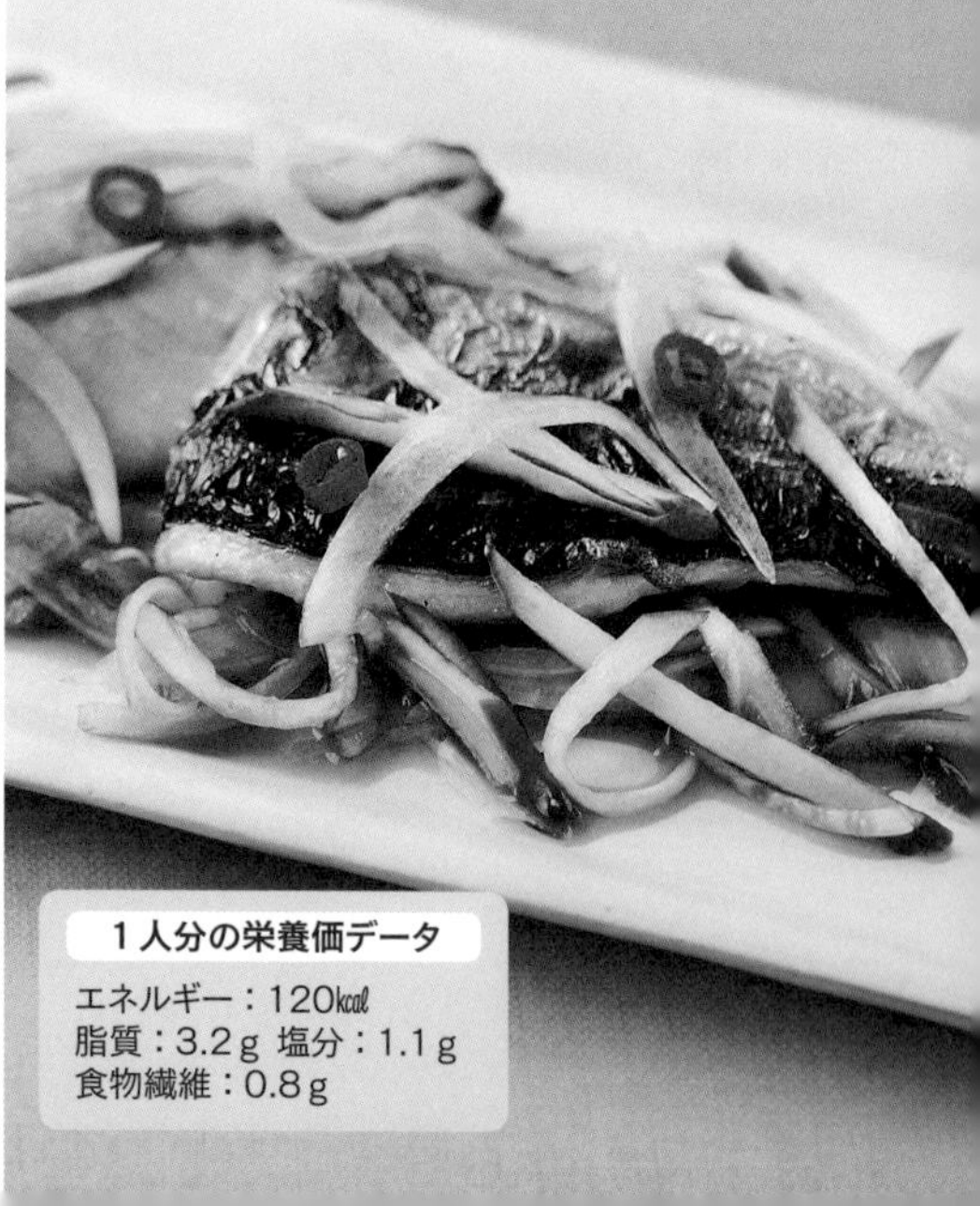

1人分の栄養価データ

エネルギー：120kcal
脂質：3.2g 塩分：1.1g
食物繊維：0.8g

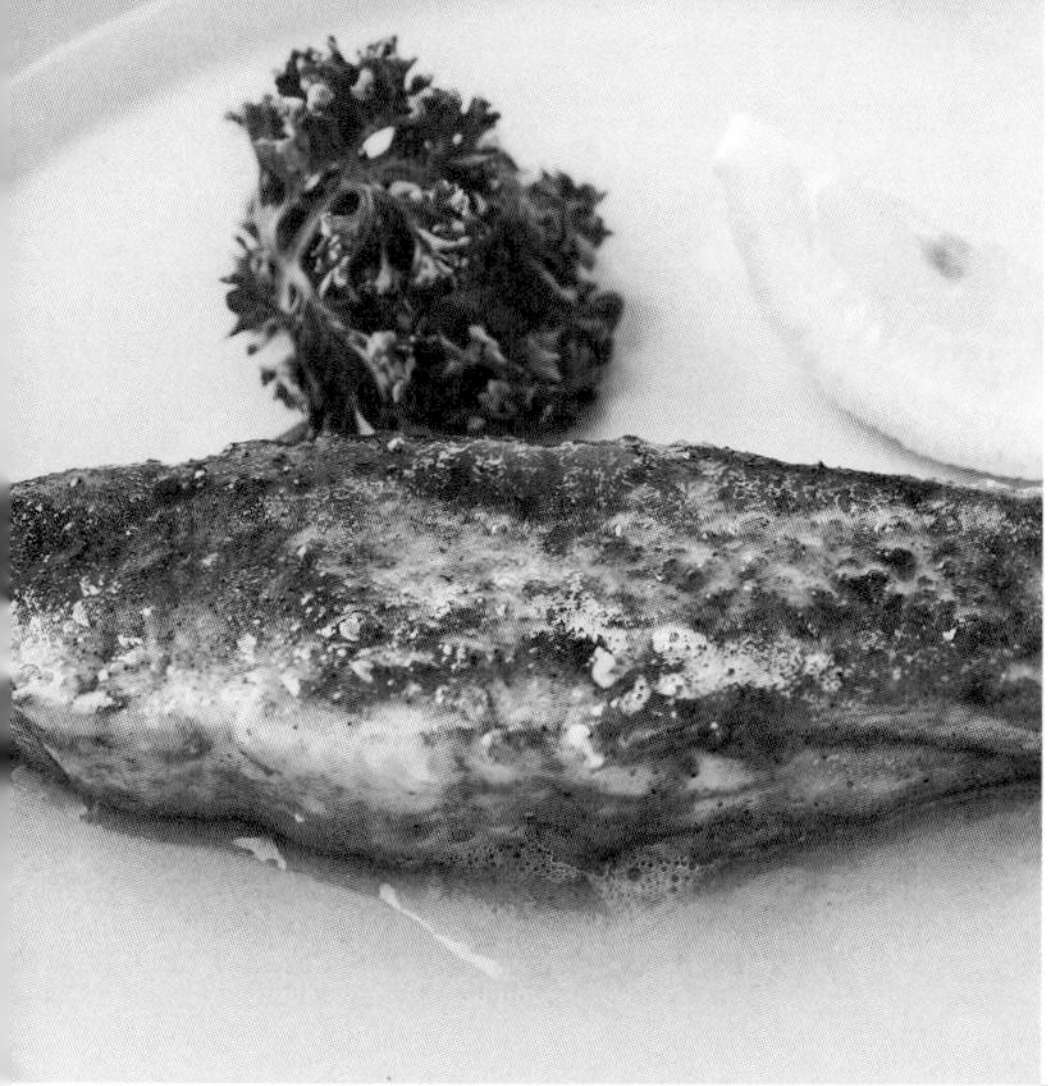

カレーの風味とぶりがよく合う

ぶりのカレームニエル

材料（2人分）

ぶり（切り身）…2切れ（200ｇ）
塩・カレー粉…各少々
バター…10ｇ
サラダ油…小さじ1
レモン（くし形切り）…¼個
パセリ…適宜

作り方

❶ぶりに塩、カレー粉をふり、小麦粉（分量外）をまぶす。
❷フライパンにサラダ油を入れて中火で熱し、①を並べて焼き色がつくまで焼く。裏返してふたをして2～3分火を通し、弱火にしてからバターを入れて溶かす。
❸②を皿に盛り、余熱で火を通し、レモンとパセリをそえる。

1人分の栄養価データ

エネルギー：341㎉
脂質：23.8ｇ 塩分：0.8ｇ
食物繊維：0.4ｇ

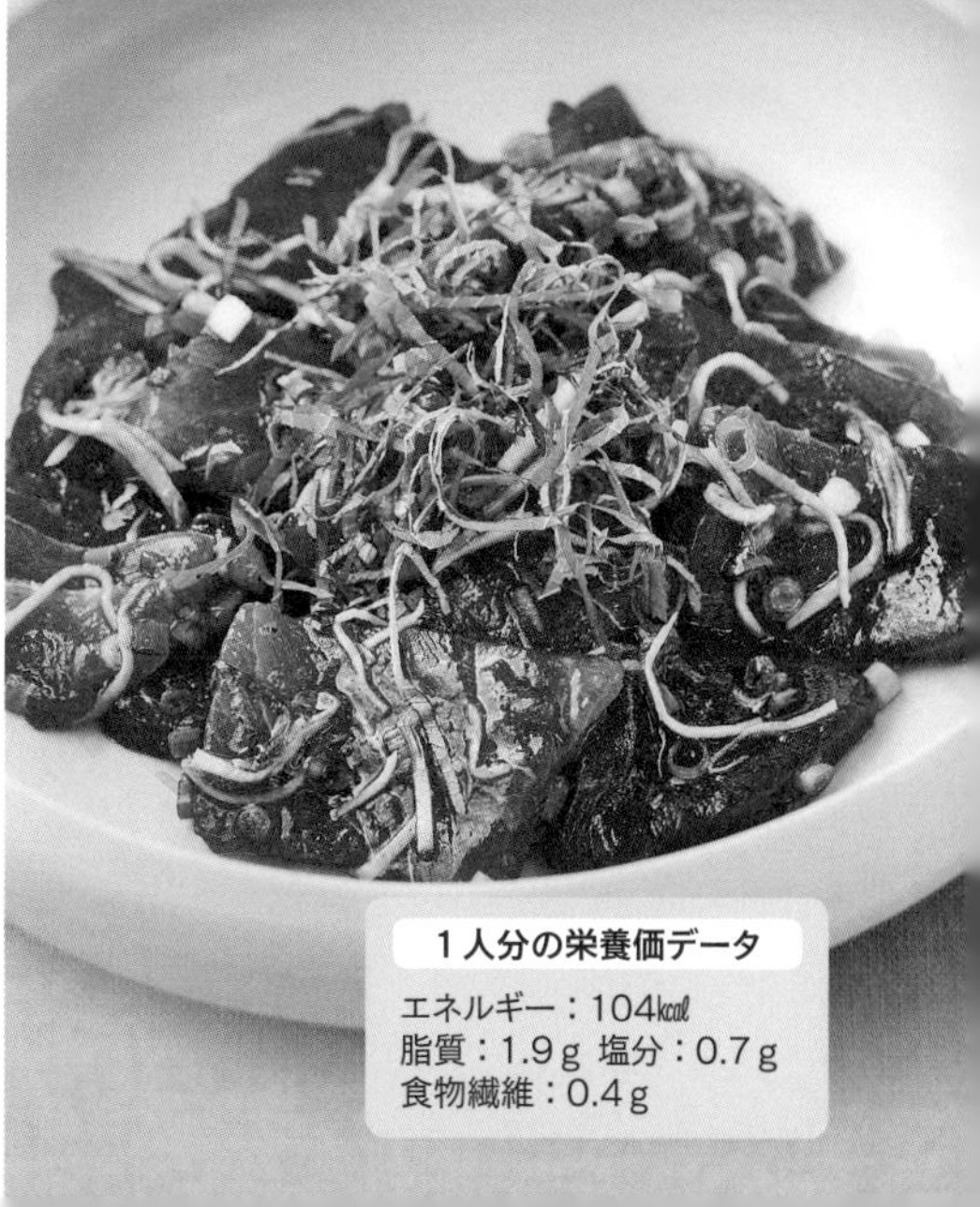

まぐろの薬味あえ

しょうゆとみりん同量がポイント

材料（2人分）

まぐろ（刺身用さく）…120ｇ
しょうが（せん切り）…1かけ
青ねぎ…2本
Ⓐ しょうゆ…大さじ½
　 みりん…大さじ½
　 ごま油…小さじ½
　 練りわさび…少々
青じそ…4枚

作り方

❶まぐろは5～6㎜厚さの薄切りにする。青じそは、柄の部分を持ち、はさみで縦半分に切ってせん切りにする。
❷ボウルにⒶを入れて混ぜ、①のまぐろをあえる。
❸②に、しょうが、ねぎを加えて混ぜ、器に盛り、①の青じそをちらす。

1人分の栄養価データ

エネルギー：104㎉
脂質：1.9ｇ 塩分：0.7ｇ
食物繊維：0.4ｇ

薄切り玉ねぎのピクルス

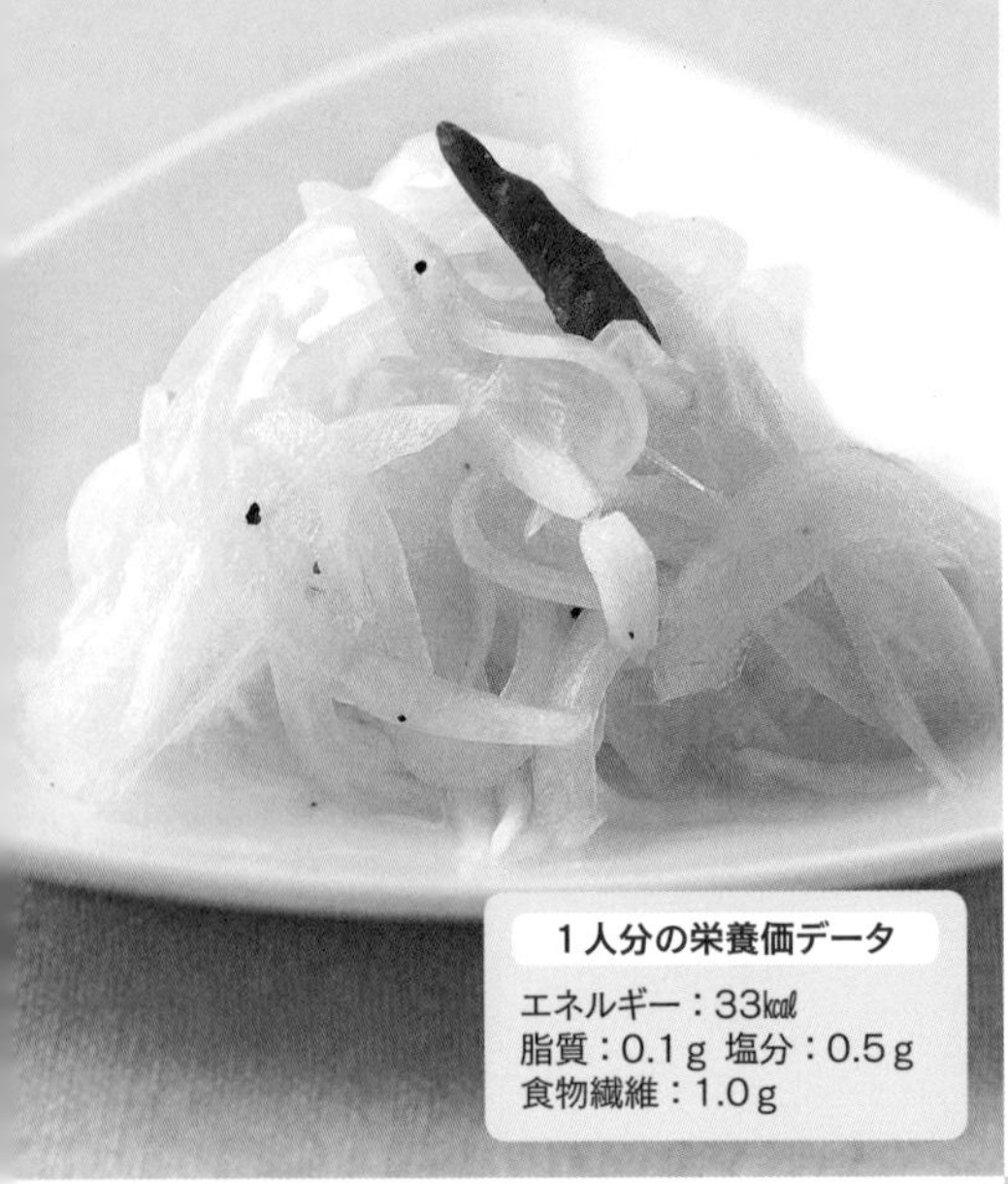

1人分の栄養価データ

エネルギー：33㎉
脂質：0.1g　塩分：0.5g
食物繊維：1.0g

さっぱりした酸味で箸休めにおすすめ

材料（2人分）

玉ねぎ…½個（120g）
赤唐辛子（種を取る）…½本
Ⓐ
- 水…大さじ2
- 酢…大さじ3
- 砂糖…小さじ1
- 塩…小さじ⅙
- あらびき黒こしょう…少々

作り方

❶玉ねぎは芯を取り、縦に薄切りにする。
❷ボウルにⒶを入れて混ぜ、①と赤唐辛子を入れる。ときどき混ぜてしんなりしてきたら、冷蔵庫で保存する。
※冷蔵庫で3～4日間保存可能。

砂糖の効果で、塩もみしたときと同様にしんなり

材料（2人分）

きゅうり（薄い輪切り）…1本
わかめ（塩蔵）…40g
玉ねぎ（薄切り）…¼個
昆布酢…大さじ2
（67ページ参照）
砂糖…小さじ2

作り方

❶ボウルに昆布酢と砂糖を入れてよく混ぜ、玉ねぎを漬けておく。わかめはよく水洗いをして食べやすい大きさに切る。
❷①の昆布酢に①のわかめ、きゅうりを加えて混ぜる。冷蔵庫で20～30分冷やしてなじませたら、汁ごと器に盛りつける。

きゅうりとわかめの酢のもの

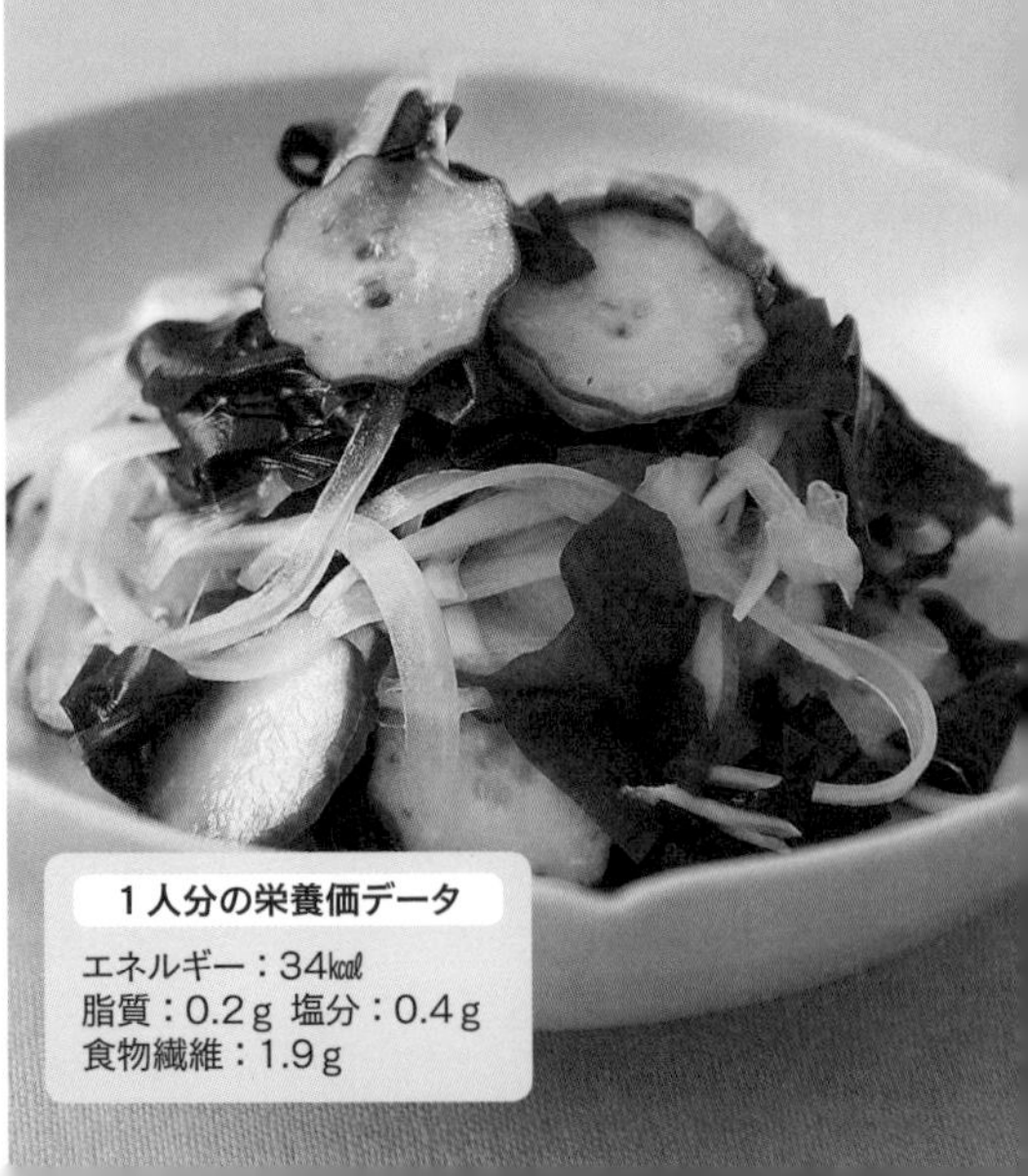

1人分の栄養価データ

エネルギー：34㎉
脂質：0.2g　塩分：0.4g
食物繊維：1.9g